KB106273

이것만 따라하면
골다공증
끝

이것만 따라하면
골다공증
끝

칼슘박사 숀리의
20년 비법 공개

Dr. Calcium SEAN LEE

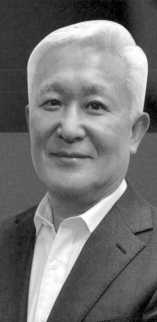

20년 이상 골다공증 치료법을 연구한
칼슘박사 숀리의
골다공증 완치 해법서

이 책을 세상의 모든
골다공증환자들에게 바친다

　이 책이 만들어지기까지 나에게 가장 큰 영감과 용기를 주었던 것은 지난 이십 년간 나를 지지하고 응원해 준 수많은 골다공증환자들 특히, 2018년부터 유튜브를 통해 희망과 성취의 기쁨을 함께하고 있는 전 세계 39개국에 살고 계시는 23만 명의 구독자들이다.

　이 책이 새로운 시작이며, 나의 동지들에게 보내는 감사와 격려의 메시지가 되었으면 한다.

　그 외에도 지난 25년, 나의 이민역사에서 중요한 부분들을 함께 해준 닥터 건더슨Dr. Gunderson과 한낱 칼슘보충제로 치부될 뻔했던 '이온칼맥'을 제도권으로 이끌어 준 김세웅 교수, 늘 나의 곁에서 어려움을 이겨내며 함께해 온 나의 가족과 친구들에게 감사와 사랑의 마음을 전한다.

2024년 1월 10일
미국 Santa Fe Springs에서 SEAN LEE

추천의 글

•

　칼슘박사 SEAN LEE의 『이것만 따라하면 골다공증 끝』이라는 책의 발간을 진심으로 축하합니다. 그동안의 경험과 지식을 정리하여 문제점과 해결 방안을 쉽게 접근할 수 있는 자료로 만들어냈다는 것은 정말로 기쁜 소식입니다.

　저와 저희 팀이 칼슘박사 SEAN LEE가 만들어 온 호혜적인 협력 과정을 되돌아보면, 4년 전부터 시작된 〈골밀도 향상을 위한 대체요법으로서의 칼슘/마그네슘 복합체의 효능〉에 대한 연구가 기억됩니다. 이 노력은 2022년 11월에 「한국식품영양학회지」에 논문으로 발표되어 과학적으로도 인정받았습니다. 이러한 과학적인 기반 위에서의 업적은 정말로 인상적이라고 하지 않을 수 없습니다.

　저는 의료 현장에서 골다공증환자들이 겪는 수많은 어려움을 목도하고, 칼슘박사 SEAN LEE의 목표와 열정에 공감합니다.

　'칼슘박사 SEAN LEE'는 지난 20여 년 동안 골다공증 탈출을 위한 자신만의 독특한 프로토콜과 칼슘 및 마그네슘이 세포 레벨에서 즉각적으로 이용될 수 있는 '이온화칼슘 마그네슘 컴플렉스'를 개발하여 많은 골다공증환자들의 골밀도를 개선하였습니다. 이런 성과는 환자들로부터 찬사를 받고 있고, 앞으로 더 많은 환자들이 혜택을 얻게 될 것으로 믿어 의심치 않습니다.

더불어 '칼슘박사 SEAN LEE'는 자신의 경험과 지식을 공유하고 환자 교육을 위해 유튜브를 통한 노력을 기울이고 있습니다. 이는 의료계나 정부가 아닌 개인이 환자들을 위한 교육을 제공하는 좋은 모범 사례입니다.

저와 팀 동료들은 이 책이 해결 방안을 몰라 혼란을 겪고 있는 수많은 골다공증환자들의 골밀도 개선을 위한 등대가 되기를 희망합니다. 또한 '칼슘박사 SEAN LEE'의 앞날에 건강과 더 큰 성취가 있기를 축하하며 응원합니다.

2024년 1월 14일

성모병원 비뇨의학과 교수 **김세웅**

친애하는 독자 여러분, 큰 기쁨과 깊은 존경을 담아, 저 Dr. Roger Gunderson은 칼슘박사 쏜리의 뛰어난 저서 "Mastering Osteoporosis: The Path to Bone Health(이것만 따라하면 골다공증 끝)"를 추천합니다.

2004년에 Dr. Lee와 인연을 맺은 이래, 우리의 여정은 이제 이십 년이 넘게 이어져 왔으며, 골다공증 환자들을 해방시키기 위한 공동의 사명, 즉 흡수가 용이한 이온화 칼슘-마그네슘 제품을 개발하고, 효과적인 골다공증 치료 프로토콜을 수립하는 데 최선의 노력을 다해 왔으며, 이제 그 성과 또한 깊이 뿌리를 내리고 있습니다.

이 기간 동안, 저는 Dr. Lee의 타인과는 비교할 수 없는 진정성과 골다공증에 대한 깊은 통찰을 목격해 왔습니다. 그의 학문적 접근은 이 분야의 많은 이들을 뛰어넘어 왔고, 해가 갈수록 그에 대한 제 존경심은 더욱 커져만 갔습니다.

지난 20년 동안 Dr. Lee가 혁신하고 실천해온 다양한 교육 도구와 방법론에서 그의 끊임없는 헌신은 명확히 드러나며, 그는 언제나 저에게 신선한 영감과 혁신의 등불이 되어 주었습니다.

많은 면에서, Dr. Lee는 기존의 접근 방식을 뛰어넘어, 혁신적이면서도 효과적인 골다공증 해결책을 창출하고 발견해 왔습니다. 그의 책은 그의 광범위한 지식에 대한 증거이자, 뼈 건강에 대한 잘못된 개념과 간과되어 왔던 문제들에 대한 비판적인 검토입니다. 그는 지금까지 오해되거나 저평가되었던 수많은 복잡한 측면들을 능숙하게 다루고 명확히 해명합니다.

저의 바람은 이 책을 읽는 많은 독자들이 책에 담긴 평범해 보이지만 심오한 원칙들을 단순히 이해하는 것에 그치지 않고, 실천함으로써 골다공증의 속박에서 하루빨리 벗어날 수 있기를 기원하는 것입니다.

최대한의 존경과 희망을 담아,

2024년 1월 26일

Dr. Roger Gunderson

Oxnard, California

의사가 되지 않아서 정말 다행이다

"인술과 의술 사이에서 고민하는
진정한 의사가 얼마나 될까?" 라는 생각을 해보게 된다.

이 책은 골다공증으로 고통 받는 많은 분들을 위한 입문서이다. 이 책은 지난 20여 년에 걸친 나의 경험과 노력을 바탕으로 작성된 것이며, 골다공증과 칼슘에 대한 잘못된 믿음을 바꾸기 위한 것이다.

내가 "골다공증 없는 세상을 만들겠다"는 생각을 가지고 '이온칼맥'을 소개하고 골다공증과 칼슘에 대한 잘못된 믿음들을 바꾸기 위해 노력했던 지난 세월은 '제도권의 장벽'과 '법적 제약'을 뼈저리게 깨달을 수 있었던 시간이고, 이러한 현실은 가끔 나로 하여금 "의사가 되었어야 했을 걸…" 하는 생각을 갖게 했다.

본격적인 이야기를 시작하기 전에 독자들에게 먼저 간단하게나마 내 삶의 족적을 통해 설명하는 것이 필요할 것 같다.

나는 한국에서 군복무를 마치고 1983년 건국대학교 국문학과를 졸업했다. 졸업 후에는 '한국 브리태니카'에 취직했다. 공부를 더 하고 싶었지만 아버지는 "너무 많이 배우면 사업을 할 수 없다." 라는 말로 내 생각에 반대를 하셨다.

지금도 가끔 아버지의 그 말씀을 곱씹어 볼 때가 있다. 90%는 맞는 말씀을 하셨던 것 같다. 하지만 아버지가 "실물을 몸으로 부딪쳐라." 라고 좀 더 직설적으로 풀어 주셨더라면, 그리고 '내가 온전하게 실패할 수 있는 선택'을 할 수 있게 조언해 주셨다면 어땠을까, 하는 아쉬움은 있다.

아버지는 내 나이 서른두 살, 아버님의 나이 육십에 폐암으로 돌아가셨다. 세월이 쌓여 갈수록 나는 아버지를 사랑하게 되었다. 성장기와 이십대에 아버지를 힘들어 하고 원망했던 것 이상으로 나는 아버지 그 자체가 되었다.

시간은 성공과 실패의 경험을 만들고 거듭된 성찰은 어리석은 인간을 성숙시킨다.

많은 골다공증환자들이 병원에서 겪는 고민을 수 없이 듣게 되면서 너무나 많은 환자들이 '의사들이 무책임하고 독선적이며 자기밖에 모르는 몰염치한'들이라고 분노하고 있다는 것을 알게 되었다.

그들은 환자가 그런 생각을 가지고 있다는 것을 알기는 할까?

또, 그들은 왜 의사가 되었을까?

내가 어쩌다 보니, 소위 '약장사'가 된 것처럼 그들도 어쩌다 보니 의사가 된 것일까?

그렇다고 모든 의사들을 우리가 배척하고 폄훼할 수 있다고 생각하지는 않는다. 그야말로 자신의 일생을 다해서 환자의 생명과 안전을 고귀하게 생각하고 보살피는 분들도 얼마든지 많이 있다고 생각한다.

이런 문제의식 때문에 가끔은 내가 '의사라는 직업을 지키기 위해서 자신의 소신과 믿음을 드러내 놓고 관철할 수 없는 현실에 고뇌하는 의사'가 되지 않았다는 것이 너무도 다행이라는 생각을 하게 된다.

왜냐하면 의사라는 자격증이 없었기 때문에 의사들이 할 수 없는 생각과 의문을 가지게 되었고, 그런 자극이 나로 하여금 '골다공증 없는 세상'을 열기 위한 몇몇의 도구와 이론을 세울 수 있게 해 주었기 때문이다.

하지만 나의 경험과 노력이 골다공증환자는 물론이고 건강 회복을 원하는 많은 분들이 보다 쉽게 접근하고 활용 가능하게 하기 위해서는 나의 '새로운 이론 체계'가 제도권에도 설득이 될 수 있도록 하는 노력을 더욱 더 기울일 필요가 있다고 믿는다.

지금 내가 이 책을 쓰는 것은 그저 나의 경험이나 주장을 떠벌리고자 함이 아니다. 지금까지 내가 새롭게 알게 된 많은 것들을 보다 많은 사람들과 함께 나누고, 그것을 통해서 나와는 대척점에 있는 사람들에게 화해와 협력을 요청하기 위함이다.

나와 대척점에 있는 사람들은 단순히 의사나 약사와 같은 의료계의 사람들만이 아니다. 잘못된 정보를 맹신하는 환자들도 그런 사람들 중 하나이다.

나는 이 책이 그들을 설득하고 생각을 바꿀 수 있는 작은 계기가 되기를 바란다. 지금도 끊임없이 이루어지고 있는 수많은 골다공증환자들의 성공 사례를 통해서 나의 이론과 경험이 '골다공증' 극복을 위한 새로운 장을 여는 의미 있는 한 걸음이 되기를 바란다.

CHAPTER 1

골다공증
극복을 위한 시작

인생은 매일
운명처럼 다가온다

한평생을 살다 보면
자신이 지금 선 자리가 스스로 원해서라기보다는
나도 모르는 사이에 무엇인가 거대한 것에
떠밀려 왔다는 느낌을 받게 된다.

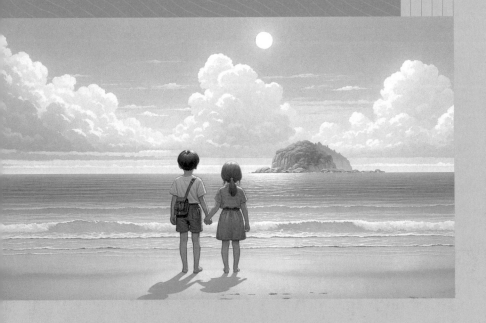

나는 1958년 강원도 강릉에서 태어났다

강릉이라고 하면 경포대, 오죽헌이 떠오르지만 나는 실상 그런 명승지와는 거리가 아주 먼 곳에서 자랐다.

강릉에서 태어난 내가 유년기를 보낸 곳은 한국전쟁 동안 북에서 피난을 내려온 함경도 사람들이 많이 자리 잡고 있던 '정라진'이라고 하는, 삼척화력발전소 앞 바닷가였다.

당시만 해도 책보를 메고 노란 알루미늄 도시락에 점심을 싸서 10리 길을 걸어 학교에 다니던 시절이다. 그나마 도시락을 싸서 가지고 다닐 형편이 되는 아이는 60명이 넘는 반에서 삼분의 일이 채 되지 않았던 것 같다. 그래서 점심시간이 되면 미국이 원조해 준 옥수수 가루에 탈지분유와 사카린을 섞어 쪄낸 옥수수 빵을 한 덩이 씩 학생들의 점심식사로 급식을 했다. 손으로 줄을 잡아당겨 바다를 건너는 나룻배와 늘 등하굣길의 바다를 건네주던 뱃사공 아저씨도 그립다. 그 뱃사공 아저씨도 이미 이 세상 사람이 아닐지 모른다는 생각을 해보면 세월이 유수와 같다는 말을 실감하게 된다.

나는 국민학교 5학년을 마치고 서울로 올라가 서대문구에 있었던 미동국민학교를 졸업하고, 손기정 선수의 모교인 양정중학교를 졸업한 뒤 대성고등학교로 진학해 갈현동으로 이사를 했다. 비가 좀처럼 오지 않는 남 캘리포니아에 살고 있는 지금도 갈현동이 이층 다락방에서 듣던 그 빗소리가 그립다. 갈현동과 서오릉은 나의 십대 말과 이십대 중반의 소중한 추억이 담겨 있는 곳이다.

고등학교를 졸업하고 건국대학교 국문학과에 입학한 나의 지도교수는 『오디세이』라는 책을 쓰신 정창범 교수님이었고, 이어령 박사의 부인이신 강인숙 교수님 등의 지도를 받았다. 「건국문단」에서 동아리 활동을 하고 학보사 편집장을 하기도 했던 대학시절이었다.

나의 아버지는 가난하기 짝이 없는 옹기장수의 막내아들이다

내가 태어났을 무렵의 대한민국은 한창 전후복구가 진행되던 시기로 세계 꼴찌 수준의 국민소득을 가지고 있던 나라였다. 나의 아버지는 지지리도 가난한 옹기장수의 막내아들로 그나마 제대로 학교를 마친 것은 일제강점기 시절 소학교가 전부였다고 한다.

가난이 너무 싫었고 세상의 불공정함에 너무 억울했던 아버지는 할머니로부터 쌀 한 말을 얻어서 12살 나이에 서울 가는 기차를 타셨다. 정릉 어느 산동네에 잠자리를 구하고 하루 2번 조간과 석간신문을 배달하면서 학교를 다니다 말다 하는 동안 늘 학업에 대한 갈증이 있었지만 결국은 제대로 교육을 받지 못하셨다. 아버지는 불공평하다 느껴지는 세상과의 싸움에서 이겨보고자 법관을 목표로 노력을 했지만 이지가지 하나 없는 형편에서 공부는 다른 나라 이야기였다고 한다.

아버지는 한국전쟁에 참전한 참전용사라고 한다. 돌아가신 지 33년이 지나서야 국가유공자로 지정이 되었다는 소식이 금년에야 와서 겨우 그 사실을 알게 되었다. 나에게 아버지는 목표를 정하면 어떻게든 이루기 위해서 최선을 다하는 투지와 불굴의 의지를 가지신 분이었다고 기억 된다. 어린 시절 신발도 없이 산길을 걷고, 겨울에는 한 벌밖에 없는 주머니가 뚫린 홑겹 옷 하나로 버티느라 너무도 추웠고, 배가 고파 비포장의 플라타너스 길을 따라 문어를 지고 가는 문어장수가 문어

한 마리라도 떨어뜨리기를 기다리며 그의 뒤를 오래 오래 따라 다녔다 던 아버지. 그런 아버지는 사업에서 비교적 큰 성공을 거두셨고 사회 적으로도 명망 있는 분이 되셨다.

내 나이 서른두 살에 예순 살의 아버지가 폐암으로 돌아가셨다

30개월 15일의 파란만장한 군 복무를 마치고, 대학을 졸업하고, 취 직을 하고, 사랑도 하고, 실연도 하고, 결혼도 하고, 아이들도 낳고…. 대 부분의 대한민국 남자들이 겪게 되는 길을 지나면서 졸업 후 취직했던 '한국 브리태니카'를 사직하고 아버지 밑에서 일하게 되었다. 아버지는 내가 일을 배우기 시작한 지 4년 반 만에 폐암으로 세상을 떠나셨다.

많이 억울해 하고 두려워하던 아버지의 마지막 모습은 언제나 내게 는 선명한 안타까움이고 아픔이다. 나는 너무나도 아버지를 이해하지 못했던 것 같다. 그래서일까. 예순 다섯이 넘은 지금에도 '아버지'라는 단어가 주는 먹먹함과 답답함을 벗어버릴 수가 없다. 그래서 나는 나 의 집에 아버지의 사진 한 장을 걸어 놓고 가끔은 아버지가 살아서 함 께 나누었음직한 이야기를 나누곤 한다.

돌아보면 바보 같은 짓만 하다가 1997년 12월 1일 나는 미국 땅을 밟았다. 내가 미국에 도착하고 얼마 지나지 않아 한국은 IMF를 맞았 다. 혈혈단신으로 옷가지 몇 개와 3,200달러를 들고 고국을 떠난 지도 이제 만 25년이 넘었다.

"인생은 뜻해서 이루어지기보다는 운명처럼 이루어진다."

내 인생에도 매우 적절한 말인 것 같다.

오늘이 내 인생에서
가장 행복한 날

나이 예순을 넘겨서 매일 매일이 행복하다고
느낄 수 있다면 그것이 어떤 행복이건
충분히 성공한 삶이다.

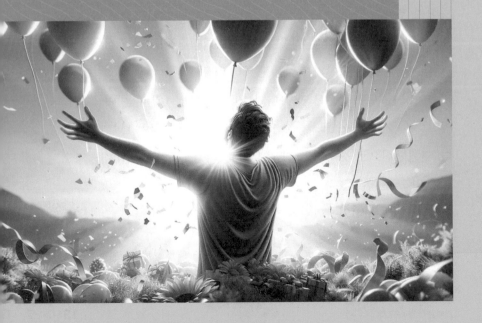

마흔 살에 미국에서 컴퓨터 선생이 되다

미국 땅에서 살아온 지난 26년은 좋은 날보다는 고통스런 날이 더 많았던 것 같다. 스스로는 "나는 스트레스가 없는 사람"이라거나 "나는 뒤를 돌아보지 않는 사람"이라고 되뇌며 그저 앞으로 앞으로만 달려온 날들이었다.

내가 미국에 발을 딛었을 때, 이 미지의 땅에 내가 아는 사람이라곤 단 한 사람도 없었다. 나와 같이 비빌 언덕이 없는 대부분의 이민자들은 대개 주유소, 리커스토어, 식당, 세탁소, 마켓, 청소용역 같은 일들을 한다. 하지만 나는 그런 일 말고 다른 일로 시작하고 싶었다. 그래서 컴퓨터 네트워킹, 웹사이트 개발 등 IT 분야를 독학으로 배워 나갔다. 그리고 호구책을 찾기 위해서 이곳 LA의 중앙일보에 2줄짜리 광고를 했다.

'컴퓨터, 웹사이트, 네트워크 교육. 시간당 $20'

아는 사람 하나 없는 내가 선택할 수 있는 유일한 대외 접촉창구였다. 1인치(2.54cm) 정도 높이에 적힌, '깨알 같은 두 줄짜리 광고를 누가 보고 연락을 할까?' 걱정을 했지만 죽으라는 법은 없다고 몇 건의 연락이 오면서 일을 시작할 수 있게 되었다. 좋은 분들을 많이 만났다. 그러면서 2001년부터 몇몇 은행에서 일거리를 따고 그것을 바탕으로 조금씩 사업을 넓혀갔다.

그러던 중 내게 건강식품을 팔아달라는 한 사람이 찾아왔다. 서른 살 무렵 한국식품개발연구원의 '고혈압 예방식품' 개발에 투자를 한 적이 있었던 나는 그 시절부터 건강식품과 인연이 있었던 것 같다.

건강식품을 팔아달라는 그 사람과 1년간 동업을 하면서 IT에서 벌어들인 모든 돈을 모두 잃었지만 그것은 내가 그와 결별하고 독자적으로 건강식품사업을 하게 된 동기도 되었다.

노랑머리의 거인 닥터 건더슨을 만나다

지금 돌이켜보면, 2004년 어느 봄날 닥터 건더슨Dr. Gunderson을 만나게 된 것은 미국에서의 내 삶에서 가장 의미 있는 일이었다고 생각한다. 그와 나는 9살이나 차이가 나지만 이제는 친구를 넘어서 형제와 같은 사이가 되었다.

사람들은 늘 신뢰의 중요성을 말한다. 하지만 그 신뢰라는 단어조차 도 사람마다 '자기 식의 정의'가 있다 보니 서로 같은 말을 하고 있으면 서도 전혀 다른 생각을 하는 경우가 너무나 많다. 그런 점에서 닥터 건 더슨과 나의 관계는 매우 특별하다.

예나 지금이나 그야말로 세상에 널려 있는 것이 칼슘보충제이다. 아무리 훌륭한 발명을 했다고 해도 편견으로 가득한 현실과 부딪치 게 되는 것은 피할 수 없는 숙명이다. 그런 세상에서 나는 닥터 건더 슨과 함께 했다. 닥터 건더슨은 나의 위대한 스승이었고, 나는 그의 수제자였다. 근 20년 세월의 강을 넘어 이제 그는 뒤에서 나를 깊은 가슴으로 품어주는 형님이 되었다. 그리고 나는 그의 향도이자 보호 자가 되었다.

우리는 서로의 가치를 인정하고 존경하고 격려해 왔다. 아무리 어려 운 일이 있어도 등을 돌리지 않았다. 그를 만난 이래로 화학이나 의학 에 대해 무지했던 나는 그를 통해 칼슘이라는 새로운 세계에 입문하게 되었고, 나의 서툰 영어가 장애가 되지 않을 만큼 우리는 핵심에서 잘

통했다. 나는 그의 지식과 지혜를 스펀지가 물을 빨아들이듯이 잘 흡수했던 것 같다.

그를 만난 지 3년이 지난 어느 날, 나에게 일깨움만을 주었던 그에게 이제는 내가 새로운 아이디어를 말할 수 있는 수준이 되었다. 그러는 동안 지금까지도 아무도 관심이 없는 '칼슘의 안전한 섭취'라는 문제를 중요한 과제로 받아들이게 되었다. 이것은 우리가 그 문제를 '이온화 칼슘 마그네슘 컴플렉스Ionized Calcium & Magnesium Complex'라는 업그레이드 제품으로 해결하는 데 큰 계기를 제공했다.

닥터 건더슨이 가진 미네랄에 대한 통찰력과 지혜에 비한다면 여전히 나의 지식은 아무것도 아니라고 생각한다. 하지만 그는 늘 "너는 한 가지를 말해 주면 열 가지를 알아." 라고 대견해 했고, 몇 십 년을 끼고 살던 아끼는 책을 달라고 해도 선뜻 내어 줄 만큼 나를 아껴 주었다.

나와 닥터 건더슨은 2007년 펜실베니아에서 열린 '제27회 세계발명품대회 INPEX'에 몇 가지 제품을 가지고 참가했다. 우리는 그 대회에서 '최고발명품상'과 '금상' 2개를 수상했다. 그 중에서도 우리에게 가장

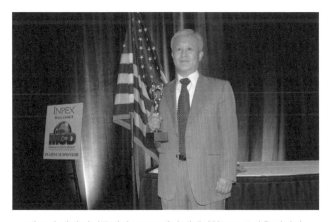

제27회 세계 발명품대회 INPEX에서 대체의학부문 금상을 받았다.

의미 있는 상은 '이온칼맥'이 대체의학부문 금상을 받았다는 것이다.

그 대회에 참가해서 좋은 결과가 있도록 도와준 분들께 늘 감사하다.

우리는 미국의 LA, 뉴욕, 시카고 등지와 캐나다, 중국, 말레이시아, 스웨덴, 뉴질랜드 등의 여러 나라에서 세미나를 열고 '이온칼맥'의 우수성을 홍보했다. 나는 특히, 미국의 39개 주를 발로 뛰면서 미국에 사는 한인을 대상으로 마케팅에 집중하게 되면서 한 달에 보름은 다른 주로 가는 길 위에서 생활하다시피 했다.

하지만 '이온칼맥'을 알리는 일은 그런 방식만으로는 해결이 되지 않았다. 1시간 정도의 세미나 시간 동안 청중을 감복시킬 만한 충분한 수단을 우리는 가지고 있지 못했고, 한인 시장도 그릇이 너무 작고 팍팍했다.

그러던 어느 날부터인가 닥터 건더슨이 나를 "닥터 리"라고 불렀다. 그와 함께 일하는 모든 연구자들도 나를 그렇게 불러 주었다. 멋쩍어 하는 나에게 그는 "너는 칼슘 박사라고 해도 부족하지 않아." 라

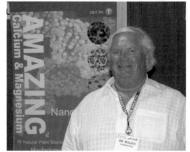

닥터 건더슨(Dr. Roger Gunderson)

고 격려했다. 그때부터 나는 '칼슘박사 SEAN LEE'가 되었다.

뜻하지도 않게 그런 호칭을 들으니 "정말 공부를 더 해서 박사학위를 따야 하는 것 아닐까?" 하는 생각이 없지는 않았지만 나 역시 나의 아버지와 마찬가지로 학교와는 그리 인연이 깊은 것 같지는 않았다. 아무리 좋게 표현을 한다고 해도 골다공증환자들의 현실은 지속적으로 뼈에 구멍을 내면서 서서히 죽어가는 것이라고 말할 수밖에 없다. 골다공증이 심화되면 심화될수록 사람들은 많은 어려움을 겪게 된다.

뼈가 약해진다는 것은 단순히 골절의 위험이 증가하는 것에 그치지 않는다. 키가 줄어들고, 점점 행동의 자유를 잃게 되고, 통증에 시달리게 된다. 그리고 그 종점에는 골절에 의한 입원, 합병증으로 인한 사망으로 이어진다. 우리 사회는 대부분의 사람들이 겪게 될 이 질병에 대해서 그 실체를 외면하고 있다는 느낌을 지울 수 없다.

골다공증에 대한 이러한 사회적 외면은 나로 하여금 "내가 이 나이에 박사학위를 받기 위해서 시간과 돈을 낭비할 이유가 있는가? 그 시간에 칼슘이 인간의 건강에 얼마나 중요한지를 한 사람에게라도 더 알리고 한 사람이라도 더 골다공증의 구렁텅이에서 벗어나게 하는 것이 내 인생에 더 의미 있는 일이 아닌가." 라는 생각을 하게 했다.

하지만 골다공증의 원인과 그 해결 방안에 가까이 다가가려고 하면 할수록 소위 학벌이나 간판이 얼마나 중요한가를 새삼스럽게 깨닫게 되었다. 학벌주의, 간판주의가 팽배한 이 세상에서 나 혼자 그 벽을 깬다는 것은 거의 불가능할지도 모른다는 생각으로 지쳐 있는 스스로를 보는 일이 잦았다. '배운 자들은 배운 자들의 서클이 있고 가진 자들은 가진 자들만의 서클이 있어서 그 어디에도 낄 수 없는 사람들이 뜻을 세운다'는 것은 치열하게 살아온 사람만이 대면하게 되는 냉혹함이다.

1994년에 이어서 2011년에도 사업적으로 큰 좌절을 맛보았다. 경쟁자들은 FDA에 과장광고를 핑계로 지속적인 고발을 했고, 중국에서 수입하던 한 제품의 원료에서 건강식품에는 사용할 수 없는 의약품 원료가 들어 있다는 것이 발견되었다. 미 전역에 판매된 해당 제품에 대한 리콜이 이루어졌다.

그 사건은 나에게 오명을 남겼고 사업적 곤란을 가져다주었지만 지금은 오히려 전화위복이 되었다고 생각한다. 하나하나의 원료를 직접 확인하고 포뮬러를 남에게 의존하지 않아야 한다는 교훈을 얻게 되었기 때문이다. 그리고 닥터 건더슨도 2015년에는 신경손상으로 생사를 오갈 정도의 병마와 싸우게 되었다.

이런 어려움 속에서도 '뜻이 있는 곳에 길이 있고 하늘은 스스로 돕는 자를 돕는다'는 격언을 뒷배 삼아 이 불모의 땅에서 살다보니 가끔은 나의 응원군이 되어 준 고마운 인연들도 만나게 되었다.

그즈음 나는 "세상에 나는 가지고 있고 다른 사람은 가지지 못한 것이 무엇인가"에 대해서 묻고 또 물었다. 그 답은 바로 아무리 힘들어도 버리지 않고 지켜왔던 닥터 건더슨과 나의 '이온칼맥'이었다.

그것은 내가 아는 한 세상에서 그와 나만이 가지고 있는 유일무이의 존재이기 때문에 이것을 제대로 알릴 수만 있다면 20여 년에 걸친 우리의 노력과 비전을 현실로 만들 수 있을 것이기 때문이다.

2016년 닥터 건더슨은 내게 철학박사가 되라고 말했다. "사람들은 너를 장사꾼으로 생각할지 모르지만 너는 물건을 파는 사람이 아니라 '마음과 정신을 파는 사람'처럼 보인다"는 것이었다. 너 정도의 열정과

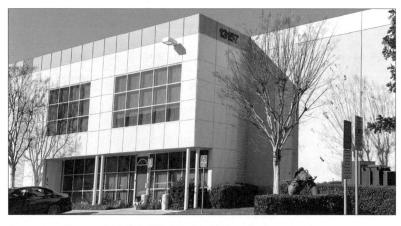

2023년에 건립한 내츄리온 파마(Naturion Pharma)

깊은 사고와 통찰이 있다면 철학박사가 될 만하다는 이야기였다. 내게는 좀 황당하기도 하고 한편으로는 해보고 싶다는 마음도 생겼다. 다행히 닥터 건더슨도 2017년에는 '신경손상증'에서 스스로 만든 제품을 통해 거동이 가능할 만큼 건강이 좋아졌다. 그의 건강 회복은 내게 용기가 되었고, 경제적으로 그렇게 어려운 상황 속에서도 내 옆에서 꿋꿋이 나를 지켜 주는 동료들에 대한 책임감은 나에게 채찍이 되었다.

2018년 나는 유튜브를 하기로 마음먹었다. 그때로부터 거의 5년이라는 세월이 흘렀다. 나는 '이온칼맥 전도사'로서 '골다공증 해결사'가 되기 위해서 나의 전심전력을 다해왔다. 그러면서 한 번도 만나 본 적이 없는 수많은 시청자들로부터 사랑과 응원을 받으면서 나는 '골다공증 없는 세상'을 꿈꾸는 멋진 드리머Dreamer가 되었다.

2016년에 닥터 건더슨이 소개한 작은 신학교의 문을 두드리게 된 결과로 2019년 내게 형이상학metaphysics 부문에서 Ph.D가 주어졌다. 철학박사 학위를 받게 되었지만 그리 자랑할 일은 못 된다고 생각한다. 차라리 나는 소위 '칼슘박사'로 불리는 것이 훨씬 자랑스럽다. 왜냐하면 나는 학위를 가진 사람들이 해결하지 못 하고 있는 문제들을 해결해 가고 있다고 자부하기 때문이다.

그러던 중 2021년에는 그동안 협업을 해 오던 미국 최대의 미네랄 회사 '트레이스 미네랄'에서 연구개발담당 고문으로 위촉이 되면서 일도 더 많아지고 미네랄에 대한 보다 많은 정보와 체험을 할 수 있는 기회가 생겼다.

사람이 한 우물을 열심히 파다 보면 언젠가는 물을 얻을 수 있다는 말처럼, 2022년에는 내가 기울여 왔던 노력의 결실이 거의 20년 만에 이루어질 수 있는 계기가 마련되었다. 나는 그동안 몇 곳의 계약된 제조업체에서 제품을 계약 생산해왔다. 그런데 생산을 남에게 의존한다는 것은 여러 가지 면에서 비효율적이고 불편하다. 그래서 내가 만드는 제품을 직접 생산할 수 있는 자체 설비를 갖춘 공장을 꼭 가지고 싶다고 생각했다. 그런데 그 꿈의 실현이 시작된 것이다.

2022년 초에 '내츄리온 파마Naturion Pharma' 라는 회사를 설립하고 건강기능식품 일괄 생산라인을 갖추는 생산 공장의 건축에 들어가 이제 2023년 하반기에 완공을 앞두고 있다.

2022년 6월에는 그동안 추진해 왔던 '이온칼맥의 골다공증 치료제 대안으로서의 가능성'에 대한 예비 임상결과가 나와서 활자화 되었고, 11월에는 가톨릭의대 성모병원의 김세웅 교수팀과 공동으로 연구한 「골밀도 향상을 위한 대체요법으로서의 칼슘/마그네슘복합체의 효능 (Ionized Cal/Mag Complex as Alternative Supplement for Enhancing Bone Mineral Density)」이라는 논문이 한국식품영양학회지에 채택되어 한국 내 언론에 보도됨으로써 의료계와 업계의 새로운 관심을 받게 되었다. 미주의 여러 신문에도 게재되었다.

요즈음 나의 일상은 그 어느 때보다 더 분주하고 바빠졌다. 내 삶이 언제 끝날지는 모르지만 나의 일을 더 단순화 하고 집중해서 내 삶의 목표이자 꿈이 되어버린 '골다공증 없는 세상'으로 가는 길에서 명징하고 꺼지지 않는 등대를 세우는 데 최선을 다 하고자 한다.

지금까지 열심히 살아 왔고 오늘도 지칠 만큼 일을 해야 하지만 언제부터인가 나는 사람들에게 이렇게 말한다.

"오늘은 내 인생에서 가장 행복한 날이다."

나이가 들어도
뼈는 새로 만들어진다

대부분의 사람들은 골다공증이라는 것은
나이가 들면 반드시 겪게 되는 것이고,
한 번 나빠진 뼈를 되돌릴 수 있는 방법은
없다고 체념하게 된다.

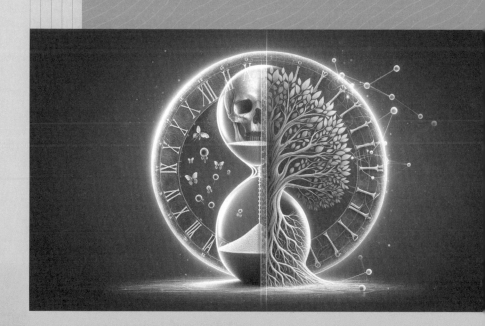

50대 여성 2명 중 1명, 남성의 4명 중 1명이
골다공증으로 인한 골절을 겪는다고 한다

미국에서는 골다공증의 위험성을 강조하기 위해서 50대 여성 2명 중 1명, 그리고 남성 4명 중 1명이 골다공증으로 약해진 뼈 때문에 골절상을 입고 있다고 강조한다.

하지만 나 역시 이런 자료를 보아도 오랜 기간 동안 '그런가 보다.'라는 식으로 큰 의미를 두지 않았다.

1997년에 미국으로 와서 우연한 기회에 건강식품업계에 입문을 하고 특히, 골다공증과 칼슘에 대해서 깊은 관심을 기울여 조사 연구를 시작한 것이 벌써 20년이 된다. 그런 와중에서 골다공증에 대해서 들었던 나의 의문은 '매년 새로운 약이 발표되고, 골다공증 치료 가이드라인이 업데이트 되지만 실제로 골다공증환자의 숫자는 줄어드는 대신 오히려 늘어난다'는 것이다.

인류는 천연두를 비롯한 몇 가지 질병을 퇴치했다고 선언할 정도로 많은 질병에 대해서 알고 있고 그 대처 방안을 세우고 있는 것처럼 보인다. 하지만 건강문제에 관심을 가지면 가질수록 약물은 늘어나고 생존수명은 늘어나지만 실질적인 삶의 질이 향상되고 있는 것 같지는 않다는 것이다.

미국인 1천만 명 이상이 골다공증

미국 골다공증협회NOF ; National Osteoporosis Foundation와 미국국립보건원NIH

이 시행한 「미국 국민건강 및 영양조사_{NHNES ; National Health and Nutrition Examination Survey}」, 그리고 미국 질병예방통제센터_{CDC}가 발표한 자료에 따르면 미국에서 골다공증의 유병률은 50세 이상 성인에서 12.6%로 추정된다. 즉 미국에서 약 1,000만 명이 골다공증을 앓고 있다. 여성의 유병률이 남성보다 높으며, 여성의 19.6%, 남성의 4.4%가 골다공증을 앓고 있다. 유병률은 또한 연령이 많아짐에 따라 높아지며, 65세 이상 성인의 17.7%가 골다공증을 앓고 있다. 미국에서 골다공증의 유병률은 고령화인구와 변화하는 생활습관으로 인해 계속해서 증가하고 있다. 2030년까지 미국의 골다공증 유병률은 전체 인구의 14.2%에 이를 것으로 추정된다.

한국도 별로 다르지 않아서 2018년도 대한민국의 '국민건강영양조사'에 따르면 한국인의 골다공증 유병률은 50세 이상 성인에서 22.4%이다. 여성은 남성보다 골다공증 유병률이 5배 높으며, 65세 이상 여성의 경우 37.3%가 골다공증을 가지고 있는 것으로 알려져 있다.

하지만 골다공증이라는 질병이 이렇게 많은 인구의 건강에 큰 영향을 미치고 있음에도 불구하고 사회적 대응이나 국가적 대응은 거의 없는 실정이다.

나이가 들어도 새롭게 태어나는 뼈

대부분의 사람들은 골다공증이라는 것은 나이가 들면 반드시 겪게 되는 것이고, 한 번 나빠진 뼈를 되돌릴 수 있는 방법은 없다고 체념하게 된다.

정말 그럴까?

그렇지 않다. 인간의 뼈는 매 6년에서 10년 사이에 완전히 새로운 뼈로 탈바꿈하는 것으로 알려져 있다. 나이와 성별, 환경에 따라서 그 속도는 다를 수 있지만 인간의 생명이 유지되고 있는 한 뼈 대사 bone me-tabolism가 끊임없이 일어나게 된다. 그 결과로 노년의 사람들도 시간이 경과함에 따라 겉으로 보이는 것과는 달리 새로운 뼈로 바뀌고 있다는 것이다.

그런데도 주위에서 들어 보면 골밀도가 좋아졌다는 사람보다는 더 나빠졌다는 사람이 많고 골절상을 입었다는 이야기도 많이 듣게 된다. 왜일까?

나는 이 책을 읽게 되는 독자들이 나이가 아무리 많다고 하더라도 살아 숨 쉬는 한 본인의 노력에 따라서 뼈를 얼마든지 더 튼튼하게 할 수 있다는 사실을 깨닫고 실천함으로써 자신의 판단과 실행에 대한 작은 성공을 맛보게 되기를 희망한다.

이온화칼슘
마그네슘 컴플렉스

현존하는 가장 안전하고 효과적인
골밀도 향상을 위한 미네랄 보충제

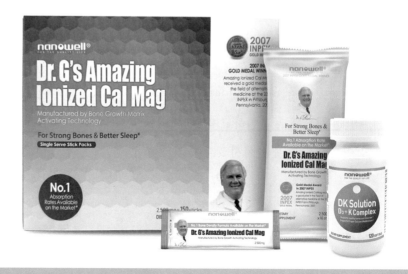

내가 골다공증을 극복하기 위한 비법의 첫 페이지를 '이온화 칼슘 마그네슘 컴플렉스'라고 하는 제품에 관한 이야기로부터 시작하는 이유는 제대로 된 칼슘과 마그네슘의 공급이 골다공증 극복의 가장 기초가 되기 때문이다.

칼슘보충제는 세상에 얼마든지 많지만 실제적으로 환자들이 개선효과를 얻게 되는 경우가 거의 없다는 점과 함께 이 제품이 지난 20년간 수많은 골다공증 환자들의 골밀도를 개선해 왔고 그 결과가 임상보고서로 밝혀졌기 때문이다.

이온칼맥의 역사

'이온화 칼슘 마그네슘 컴플렉스'의 개발은 1991년 노벨상을 수상한 닥터 새크먼Dr. Bert Sakmann과 닥터 네허Dr. Erwin Neher의 위대한 발견, '세포에 있어서 각각의 개별 이온채널들이 갖는 기능'으로부터 시작되었다. [The Nobel Prize in Physiology or Medicine 1991. NobelPrize. org. Nobel Prize Outreach AB 2022. Sun. 24 Jul 2022.]

나의 친구 닥터 건더슨은 이 위대한 발견으로부터 칼슘을 비롯한 미네랄 보충제를 섭취했을 때 소화 흡수가 어려운 문제점을 해결하려면 '세포의 칼슘 이온채널을 반드시 통과해야 한다'는 새크먼과 네허의 발견을 실제로 구현하고자 5년여의 노력을 기울여 1996년 말 최초의 '이온화 칼슘'을 탄생시켰다.

하루 칼슘 섭취 권장량에 새로운 개념을 도입하다

2005년 우리는 이 독특하고도 특별한 포뮬러의 안전성을 더하는 문제에 대해서 검토했다. 칼슘의 하루 권장섭취량과 체내에서의 칼슘 석회화의 원인을 최소화 할 수 있도록 하면 이 포뮬러를 더욱 안전하고 효율적으로 만들 수 있기 때문이다.

몇 달에 걸친 리서치 후에 우리는 칼슘의 안전한 섭취를 보장하기 위하여 칼슘에 대한 천연 길항제인 마그네슘을 포뮬러에 추가했고 그 비율이 2:1로 정해졌다. 이것은 프랑스 과학자 쟝 둘락Dr. Jean Durlach이 음식, 물, 보충제를 포함하여 칼슘 섭취를 고려할 때 2:1 비율을 초과해서는 안 된다고 규정하면서 시작된 것이다.

현재 이 비율에 대해서는 여러 가지 논란이 있지만 우리는 지난 15년 이상의 환자들과의 커뮤니케이션을 통해서 우리가 설정한 2:1 비율에 대한 특별한 문제점은 아직 발견되지 않았다.

지금도 크게 다를 바 없지만 당시 세계보건기구의 칼슘 하루 권장량은 400mg이었고, 미국에서의 일반적인 하루 칼슘 섭취 권장량은 1,000mg이었다. 이것은 나라마다 기관마다 다른 기준을 가지고 있었는데, 나는 이런 사실 자체가 **전 세계 과학자들이 일관되게 동의할 수 있는 칼슘 권장섭취량에 대한 합의가 없다**는 것이므로 칼슘의 하루 권장섭취량 개념이 새롭게 정립되어야 한다는 생각을 하게 되었다.

이때 나는 미국 유타Utah 대학의 자넷 린슬리Janet E. Lindsley 교수의 칼슘 항상성 강의에 주목했다. 그녀는 온라인 강의를 통해 「내분비학과 당뇨병지Endocrinology and Diabetes」 제6권에 게재된 그림Fig.9.1을 인용해서 인체의 칼슘 흐름에 대해 설명했다.

"1,000mg의 칼슘 보충제를 섭취해도 800mg이 배설된다."

그녀의 이야기가 나에게 준 충격은 정말로 대단한 것이었다. 이에 관한 이야기는 뒤에서 좀 더 자세하게 다루겠다.

이온칼맥에 전기전도도 개념을 도입하다

우리는 우리가 가지고 있는 이 포뮬러의 이온화율을 측정하고 일반 제품들과 비교하는 새로운 방법을 고안했다. 증류수 200ml에 이온칼맥과 시중의 다른 칼슘제 몇 가지를 각 제품의 1일 권장량을 분말로 만들어 넣고 20분 정도 전자식 텀블러를 이용해 용해시킨 다음 각각의 용액의 상태와 전기전도도를 측정했다.

우리는 이 제품의 이온화율을 제고하고 칼슘 섭취의 안전성을 제고하기 위해서 수용성 칼슘 및 마그네슘 복합체의 제조를 결정했다. 그에 앞서서 우리는 증류수Kirkland 브랜드와 광천수Arrowhead Mineral Water 200ml에 대한 전기전도도를 측정하였는데, 증류수는 "0", 광천수에서는 440us/cm의 전기전도도를 확인할 수 있었다. 그리고 각각의 제품을 물에 녹여 측정한 결과 이온칼맥 4,372us/cm, 일본산 코랄칼슘 분말 526us/cm, 인제 나노칼슘 106us/cm, 카비드정

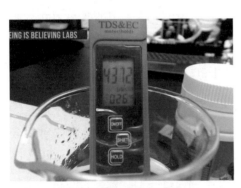

이온칼맥의 전기전도도 측정

109us/cm라는 충격적인 결과를 얻었다. **한 가지 간과되고 있는 중요한 사실은 미네랄의 생체 이용률 개념은 현재 일반적으로 알려져 있는 것과는 전혀 다른 기준을 도입해야 한다는 것이다.**

어떤 칼슘보충제를 섭취하였을 때 그것이 핏속으로 얼마나 들어가는가, 하는 것을 가지고 생체활성을 따지지만 사실 엄밀히 말하자면 칼슘의 혈중농도 증가는 비타민D 혈중농도에 기인하는 바가 더 크다. 거기에다 뒤에서 더 깊이 다루겠지만 우리의 혈액 속에는 3가지 종류의 칼슘이 존재하는데, 그중 50%가 이온화 상태의 칼슘이어야 한다는 사실이다. 더욱이 모든 미네랄은 세포의 이온채널을 통해서만 흡수되는 만큼 이온화율이 더 중요한 기준이 되어야 마땅하다. 다시 말해서 혈액에 존재하는 총 칼슘 양보다는 이온 칼슘의 양이 더 중요한 의미를 갖는다는 뜻이다.

이온칼맥의 전기전도도는 일반 칼슘의 40배

우리의 테스트 결과로 볼 때 이온칼맥은 일반 칼슘제에 비하면 이온화율이 40배 이상 높고, 가장 좋은 이온화율을 보인 일본산 산호칼슘 분말과 비교해서도 이온칼맥의 이온화율은 8.3배나 된다. 이것을 일반적인 기준으로 환산해 보면 이온칼맥에 들어 있는 엘레멘탈 칼슘 177mg은 일본산 산호칼슘 1,473mg을 섭취하는 것과 동일하다는 결론에 이른다. 우리는 **이것이 바로 이온 칼맥이 일반 칼슘 보충제보다 월등히 적은 양의 칼슘 섭취로도 골밀도를 개선하는 좋은 결과로 이어진다고 믿고 있다.**

또 우리의 비교 실험에 의하면 나노입자로 가공된 다른 칼슘보충제들이 전기전도도 면에서 매우 취약하다는 점에서 볼 때 일반적으로 입자 크기가 작아지면 흡수율이 높아진다는 사회적 통념을 넘어서는 것이다. 왜냐하면 칼슘의 흡수는 일반적으로 생각하는 것과는 달리 세포 레벨에서의 이온 사용률과 밀접한 관련이 있기 때문이다.

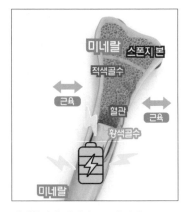

생체활성과 전기전도도의 관계
골밀도의 강화 또는 뼈의 강도는 단순히 칼슘의 공급이나 존재 여부보다는 관련된 다양한 요소들 특히 뼈에서의 전기활성에 의해서 영향을 받는다.

물론 이 전기전도도만을 가지고 이온화율이나 골밀도를 향상시키는 문제를 단정지을 수는 없다. 하지만 골밀도 향상에 중요한 첫 번째 고려 사항이 칼슘 이온을 부족하지 않게 공급해 주어야 한다는 점에서는 그 어떤 요소보다도 중요하다고 할 수 있다.

이온칼맥의 제조공정에는 원료검사, 원료에 따른 배합비율 결정, 혼합, 수침, 리액션 공정과 중화단계, 그리고 개별입자분획, 저분자 절삭 및 건조, 완제품 분말검사 등의 이온칼맥 원료 제조과정이 필요하다.

이러한 공정을 거쳐서 우리는 평균 직경 36μm의 구형 입자를 생산하며, 1회 분량을 물 200ml에 용해시켰을 때 전기전도도는 약 4,000μs/cm를 띠게 된다. 그리고 이러한 전기적 특성은 체내에서 보다 효과적으로

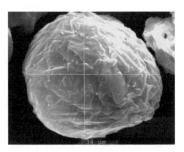

이온칼맥의 입자 크기

세포의 이온채널을 통과할 수 있는 조건을 제공하게 된다.

우리가 생각하는 앞으로의 과제는 처방약이나 주사로도 개선이 어려운 골다공증환자들의 골밀도 향상을 도울 수 있는 '이온칼맥을 이용한 골밀도 향상 프로토콜'을 확립하는 것이다. 이것을 위해서는 실제 현장에서 환자들을 돕고 있는 의료기관들과의 협업을 통해서 이온칼맥의 효능 효과를 입증하고, 이미 설립된 '이온칼맥을 이용한 골밀도 향상 프로토콜'을 검증하여 보다 많은 사람들이 골다공증에서 손쉽게 벗어날 수 있도록 하고 환자 개인은 물론 사회적 의료비용을 줄일 수 있도록 기여하는 것이다. 우리는 앞으로 이온칼맥을 기존 일반인용에서 더 세분화하여 골다공증 치료용, 청소년 및 임산부용, 애완동물용 등 소비자 맞춤형 제품으로 더 발전시켜 나갈 계획이다.

한국식품영양학회지 논문 등재

이온칼맥이 골밀도 개선에 어떤 효과를 낼 수 있는지에 대한 논문이 한국식품영양학회지(Vol 35.5/2022년 10월)에 등재되었다. 이 연구는 성모병원의 IRB심사를 거쳐 과제번호 KC22RASI0434로 시행되었다.

(신동호, 이동섭, 션리, 김세웅. (2022). 골밀도 향상을 위한 대체요법으로 칼슘/마그네슘 복합체의 효능. 한국식품영양학회지, 35(5), 295-301. Dongho Shin, Dongsup Lee, Sean. S. Lee, Saewoong Kim. (2022). Ionized Cal/MagTM Complex as an Alternative Supplement for Enhancing Bone Mineral Density-Preliminary Results from Primary Care Centers-. The Korean Journal of Food And Nutrition, 35(5), 295-301.)

정상인의 하루
칼슘 필요량은 200mg

일반적으로 하루 1,000~1,200mg의 칼슘을
섭취하는 골다공증환자의 입장에서
정상인의 하루 칼슘 필요량이
겨우 200mg에 불과하다는 사실은
믿기 어려울 것이다.

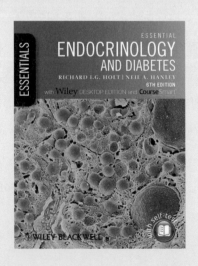

"우리 인체가 생명을 유지하기 위해서는 하루에 어느 정도의 칼슘이 필요한 것일까?"

칼슘의 세계에 입문한 2004년 이래 줄곧 가져온 의문이었다.

칼슘의 하루 권장섭취량은 지난 100년간 해를 거듭해 오는 동안 계속해서 증가해 왔다. 2022년도에 하버드 의대가 발간한 자료에 따르면 다음과 같이 적고 있다.

"하루에 얼마만큼의 칼슘 섭취가 권장될까요? 많은 여성들과 마찬가지로, 여러분도 아마도 최소 일일 칼슘 섭취량인 1,000mg이라는 요구량을 알고 계실 것입니다. 그런데 이는 50세 이하 여성들을 위한 것이며, 50세 이상 여성들을 위한 경우에는 1,200mg입니다. 여러분은 뼈를 보호하기 위해 이런 요구량을 열심히 지켜왔을 것입니다. 그러나 세계보건기구WHO는 하루에 500mg의 칼슘을 권장하며, 영국은 목표치를 700mg으로 설정하고 있습니다."

이렇듯 막연하기만 했던 인체의 하루 칼슘 필요량은 아주 엉뚱한 곳에서 확인되었다.

내분비학 및 당뇨병 Endocrinology and Diabetes 제6권

미국 「내분비학 및 당뇨병」지 191페이지에는 다음에 게재된 그림 (Fig. 9. 1)을 인용해서 인체의 칼슘 흐름에 대해 설명하고 있다.

인용된 그림은 인체가 칼슘 항상성을 유지하기 위해서 어떻게 작동

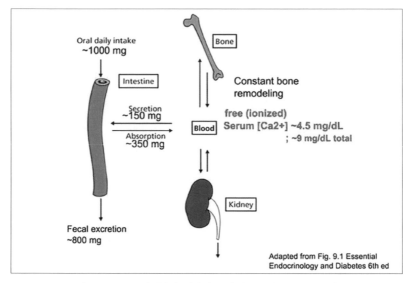

하루 1,000mg의 칼슘을 섭취했을 때 인체에서 일어나는 현상

하는지에 대한 매우 유익한 아이디어를 제공한다. 가령 경구 복용으로 하루 1,000mg의 칼슘을 섭취할 경우, 우리 인체는 겨우 200mg의 칼슘을 혈액으로 보내고 나머지 800mg은 배설하게 된다는 것이다.

구체적으로 혈액에는 하루 150mg의 칼슘을 배출하고 새롭게 350mg의 칼슘을 흡수해서 혈중칼슘 레벨을 9.5mg/dL 수준으로 평형을 유지한다는 것이다.

인간이 하루에 필요한 칼슘의 양은 200mg에 불과

사실 하루 1,000mg의 칼슘 권장섭취량을 지지하는 현실에서 이렇게도 중요한 진실은 완전히 무시되고 있다. 이것은 우리가 아무리 많은 칼슘을 섭취한다고 하더라도 인체가 받아들이는 칼슘의 양은 칼슘 항상성 원리에 의해서 결정된다는 것이지 우리가 섭취하는 양에 의해서 결정되는 것이 아니라는 사실이다. 물론 그 결정 요소들에는 칼슘 혈중레벨, 비타민D 혈중레벨, 부갑상선호르몬 레벨 등 다양한 요소들이 복합적으로 작용한다.

다양한 검토 끝에 우리는 '이온칼맥' 포뮬러를 엘레멘탈 칼슘과 마그네슘으로서 2:1, 그리고 엘레멘탈 칼슘으로서 칼슘섭취 상한은 하루 500mg을 넘지 않는 것이 좋겠다는 결론에 도달했고, 우리가 지금까지 골다공증환자들의 골밀도 개선을 위해서 제공한, 그리고 앞으로 제공할 제품은 이 기준을 지켜나갈 생각이다.

골다공증 탈출을 위한
기초정보

사람들은 어떤 문제에 대해서도
간단하고도 손쉬운 해결책을 원한다.
당신이 어느 날 '골감소증'이나 '골다공증'이라는
판정을 받았을 때 이 일곱 가지만 잘 알고 실천한다면
누구보다도 빨리 골밀도를 회복시킬 수 있다.

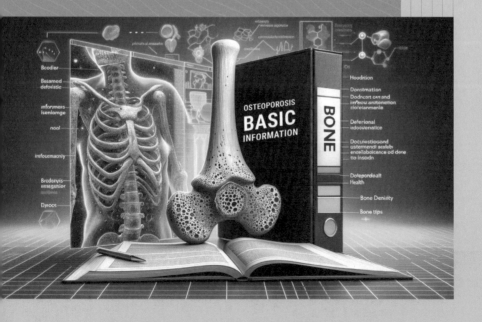

간단하고도 손쉬운 골다공증 치료법은 없다

칼슘, 비타민D, 비타민K2, 골다공증 약, 뼈에 좋다는 건강식품, 음식, 운동… 이 모든 것을 잘 챙겨서 먹고 실천한다고 하는데도 골밀도가 제대로 회복되지 않는 경험을 한 번이라도 한 사람이라면 골밀도를 정상으로 되돌리는 것이 그리 쉽지 않다는 것을 잘 인식하고 있을 것이다.

하지만, 지난 이십 년에 걸친 나의 경험은 많은 사람들을 골다공증에서 벗어나는 희망의 문을 열어 줄 수 있다고 믿는다.

골다공증 탈출 비법 7조

1. 소화기능을 점검하고 소화기능을 회복하라. 만약 소화기능이 원활치 않다면 제대로 된 칼슘보충제로 부족한 칼슘을 보충하라.(구체적인 내용은 이온화 칼슘 제대로 섭취하는 방법을 참조)
2. 칼슘을 혈액으로까지 제대로 이동시킬 수 있는 수준의 비타민D 혈중농도를 유지하라.(비타민D 혈중농도를 확인해서 55-70ng/mL의 혈중레벨을 유지)
3. 당신의 키에 맞는 적정체중을 유지하라.
4. 뼈를 잡고 있는 인대와 근육을 강화할 수 있는 근력운동을 추가하라.
5. 제대로 된 식생활로 몸의 산성화를 방지하라.
6. 스트레스 관리능력 개선으로 신체의 산성화를 방지하라.
7. 자신의 질환과 처방약을 확인하고 칼슘채널차단제를 다른 종류의 약제로 변경하라.

이외에도 평소 과식을 피하고, 섭취하는 식재료를 다양하게 취하고, 지나치게 육식을 기피하는 식단을 해서는 안 된다. 적당량의 단백질 섭취가 중요하기 때문이다.

칼슘, 마그네슘 이외의 영양소 보충으로는 비타민K2를 하루 200mcg 이상 섭취하고 콜라겐 타입1과 타입2, 그리고 비타민C가 잘 배합된 콜라겐 제품을 섭취하는 것도 도움이 된다. 그리고 체내의 생체전기 레벨을 향상시킬 수 있도록 트레이스 미네랄을 보충한다.

먹는 것과 운동하는 것 이외에 정신적인 건강도 골밀도 회복에 중요한 요소가 될 수 있다. 왜냐하면 스트레스는 인체를 산성화시켜 칼슘의 소비량이 증가하기 때문이다. 좀 더 너그럽고 여유로운 마음가짐을 가지도록 정신수양에 노력할 필요가 있다.

이에 더해서 한 가지 명심할 것은 골다공증 약은 인체의 정상적인 뼈 대사bone metabolism 메커니즘을 깨뜨리는 것이기 때문에 골다공증 약과 주사의 작동원리에 대해서 제대로 이해하고 가능하면 인체의 뼈 대사 메커니즘을 정상화하는 방법을 선택해야 한다.

이 책은 독자들이 마지막 페이지까지 차근차근 읽어가는 동안 잘못 알려진 칼슘과 골다공증에 관한 많은 정보들을 제대로 배우고 마침내 골다공증 탈출 비법을 스스로 깨닫게 하기 위한 것이므로 독자들은 마음이 급하더라도 이 책을 끝까지 잘 읽어 나가도록 하기 바란다.

CHAPTER 2

골밀도를 높이기 위해서 반드시 알아야 할 것들

골다공증 치료는
맹장수술과 다르다

잘못된 믿음을 버리지 않으면
골다공증에서 벗어날 수 없다.

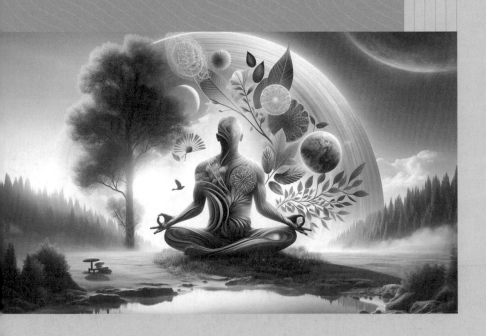

일반 사람들이 매우 잘못 생각하고 있는 뼈에 대한 믿음 세 가지

1. '뼈는 변하지 않는다는 것'이라고 생각한다.
2. 뼈의 역할은 '체격을 형성하고 치아를 유지'하는 것이라고 아주 단순하게 생각한다.
3. 칼슘을 보충하기만 하면 뼈는 튼튼해질 것이라고 생각한다.

골다공증이라는 질병에 걸리게 되면 모든 것이 달라진다. 기존에 알려진 정보로는 한 번 나빠진 골밀도는 대부분 제자리를 찾지 못하고, 허송세월을 하는 동안 골밀도는 점점 더 나빠진다. 더 어이없는 일은 현대의학이 제공하는 골다공증 치료법들이 대부분의 경우 상황을 더 악화시킬 뿐이라는 사실이다.

도대체 무엇이 잘못된 것일까? 무엇을 바로 잡아야 나빠진 뼈를 '싱싱한 새로운 뼈'로 되돌릴 수 있을까?

답은 자연의 섭리, 인체의 기본 원리에 충실하게 대응하는 것이다

나는 지난 20여 년 동안 '골다공증 없는 세상'을 만들고자 나빠진 골밀도를 개선하는 방법을 연구해 왔고 수많은 골다공증환자들과 교류하면서 '골밀도 향상을 위한 기초 조건과 대응 방안'을 만들어 왔다.

뼈나 칼슘에 대해서 제대로 이해하려면 정말로 많은 것들에 대해서 알아야 한다. 이 책 한 권으로 그 모든 것을 담을 수는 없겠지만 최소한

당장의 어려움 속에 공포에 빠져 있는 많은 이들에게 희망과 자신감을 심어 주고 실질적이 개선 방안을 제시하고자 한다.

당신이 '골다공증'에 걸렸을 때 겪게 되는 일들

이미 '골감소증' 판정을 받고 그동안 의사의 처방에 따라 골밀도를 높이고자 노력하다가 골다공증 진단을 받는 경우도 있고, 골절 때문에 검사를 하다가 알게 된 경우 또는 우연히 건강검진을 받고 알게 된 경우 등 다양한 사례가 있을 수 있을 것이다.

일단 '골다공증' 판정을 받게 되면 대부분의 환자들은 당황스럽고, 억울하고, 공포에 빠진다고 말한다. 이렇게 되면 아무런 사전지식도 없는 상태에서 의사의 처방을 받게 된다. 이때 대부분은 골밀도 -2.5에서 -3.0 정도의 초기 골다공증인 경우, '먹는 골다공증 약이나 주사'와 함께 '칼슘제'와 '비타민D'가 처방전에 들어 있는 것을 발견하게 될 것이다. 폐경을 한 여성의 경우에는 여기에 '여성호르몬 대체제' 등이 포함될 수도 있다.

골다공증 치료는 맹장수술과 다르다

당신은 이 처방전대로만 하면 간단한 수술로 끝나는 맹장수술처럼 금방 효과가 있을 것이라고 믿을 것이다. 하지만 몇 년의 시간이 지나도 골밀도는 기대했던 것과는 다른 방향으로 가고 있다는 것에 더 큰 공포심을 느끼게 될 것이다.

먹는 골다공증 약으로 개선이 되지 않으면 이제 '골다공증 주사'를 맞게 될 것이다. 또 세월이 지나서 그 주사제로도 골밀도가 개선되지 않으면 '골 형성 촉진제'라는 주사를 처방 받게 될 것이다. 하지만 3년 이상의 기간을 놓고 보면 이런 치료제들이 일시적인 개선을 보일 수는 있지만 결국은 부정적인 결론에 도달하게 될 것이다.

당신이 골감소증이나 골다공증 판정을 처음으로 받았든지 아니면 수년 동안 병원에서 치료를 받았음에도 만족할 만한 결과를 얻지 못했다면, 당신의 텅 빈 뼈를 꽉꽉 채워서 30대의 새로운 뼈로 태어나고 싶다면, 앞 장에서 소개한 7가지 포인트를 확인하고 부족한 점을 채워가도록 해야 한다.

골다공증 치료에 반드시 필요한 검사

일반적으로 골다공증 환자들이 가진 가장 큰 문제는 환자 자신이 본인의 상태를 정확하게 이해하고 있지 못하다는 것이다. 게다가 더 큰 문제는 골밀도검사는 해도 비타민D 혈중농도나 칼슘 및 이온칼슘 혈중농도검사는 환자가 별도로 요청하지 않으면 검사를 해 주지 않는다. 골밀도검사와 함께 이 세 가지 검사는 골다공증환자들이 반드시 측정하고 필요한 레벨을 유지하도록 해야 한다.

이 세 가지 검사를 통해서 보충해야 할 칼슘의 양과 비타민D의 섭취량을 제대로 정하면 골밀도 개선을 위해서 가장 중요한 '부족한 칼슘의 공급'이라는 큰 문제를 해결할 수 있다. 또 적정체중을 유지하고 근육운동을 더하는 것은 인체의 자연적인 뼈 대사bone metabolism작용을 촉진하는 한편 인체의 뼈 대사 작용에서 중요한 조골세포나 파골세포의 생성이 방해 받는 것을 방지하여 골밀도 회복의 속도를 높일 수 있다.

불필요한 칼슘 소요량 증가를 막아라

몸이 산성화 되면 인체는 자연스럽게 인체를 중화시키기 위해서 칼슘을 중화제buffering agent로 사용하게 되는데, 이때 칼슘의 공급이 부족하면 뼈를 분해해서 사용하게 되기 때문에 골감소를 가속화 시키게 된다.

주치의의 도움도 중요하다

사람들은 나이가 들게 되면 알게 모르게 이런 병 저런 병을 가지게 되고, 그에 따라 먹게 되는 처방약의 가짓수도 늘어난다. 또 더 높은 함량의 약을 먹게 된다.

칼슘의 흡수를 방해하고 골 손실을 유발하는 대표적인 약물은 면역 억제작용으로 염증과 부종을 감소시키는 글루코코르티코이드glucocorti-coid 계통의 약물들과 당뇨 약, 위산분비 억제제, 항경련제, 장기이식 약물, 안드로겐수용체 억제제 (남성), 이뇨제 등을 비롯해 엄청나게 많은 종류의 약들이 있다.

더 문제가 되는 것은 처방약 중에 '칼슘채널차단제' 형태의 약물이 의외로 많다는 것이다. 제약사들의 설명에 따르면 대부분의 약들은 해당 부위에만 국소적으로 약물이 작용하기 때문에 인체의 칼슘대사에 영향을 미치지 않는다고 설명한다. 하지만 나의 경험으로 비추어 볼 때 그것은 사실과 다르다고 생각한다.

왜냐하면 칼슘채널차단제 계열의 혈압 약을 장기간 복용하는 환자들은 골밀도를 높이는 것이 수월치 않다는 것이고, 그런 환자들이 다른 종류의 혈압 약으로 바꾸었을 때 이전과는 달리 골밀도의 향상이 이루어지기 때문이다.

골밀도를 확인하는 여러가지 방법

골밀도검사라고 하면 보통 DEXA (덱사) 스캔을
생각하지만 그 외에도 다양한 방법들이 있다.

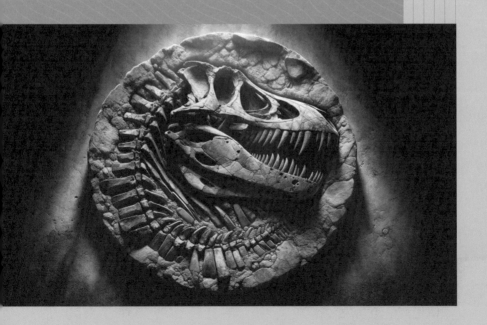

골다공증은 전 세계 수백만 명을 상대로 영향을 미치고 있다. 특히 폐경 후 여성에게 많은 영향을 미친다.

골다공증에 걸리면 뼈가 약해지고 부서지기 쉬워져 골절 위험이 증가하는 만성질환으로 골다공증의 조기진단은 골절 및 장애와 같은 합병증을 예방하기 위해 중요하다.

골다공증의 존재를 확인하기 위한 여러 가지 진단 방법

이중에너지 X선 흡광계(Dual-Energy X-ray Absorptiometry) : 골밀도 측정은 골다공증을 확인하는 데 가장 일반적으로 사용되는 진단 방법이다. 뼈 조직 내 미네랄 함량을 측정하여 표시하는 것으로, 이는 뼈 강도의 지표가 된다. 이 검사는 대개 이중에너지 X선 흡수 측정 장비를 사용하여 수행된다. 검사 기계에서 두 개의 저용량 X선 빔을 피검자의 몸에 보내게 되는데, 하나의 빔은 연조직에서 흡수되고 다른 하나는 뼈를 통과하여 기계에서 감지하게 된다. 두 빔 사이의 차이를 통해서 뼈의 밀도를 결정하는 방법이다.

이 검사가 수행되는 부위는 골다공증이 가장 흔히 발생하는 척추, 골반, 전완 등의 부위이다. 검사 결과는 T-스코어T-score로 표시되며, 이는 해당 환자의 뼈 밀도를 동일한 성별의 30세 건강한 성인과 비교한 값이다. T-스코어가 -1이거나 높으면 정상이며, -1에서 -2.5 사이의 T-스코어는 낮은 뼈 밀도 또는 골다공증의 전 단계인 골감소증osteopenia을 나타낸다. 그리고 T-스코어가 -2.5 이하면 골다공증으로 진단된다.

골다공증성 골절 발생의 10년간 확률을 추정하는 평가도구(FRAX) : 골다공증 발생의 위험인자는 연령, 성별, 가족력 및 생활습관과 같은 것들로, 이들은 골다공증 발생 가능성을 높이는 요인이다. 세계보건기구WHO는 환자의 연령, 성별, 골밀도 및 임상 위험인자를 고려하여 주요 골다공증성 골절 발생의 10년간 예측 확률을 추정하는 골절위험 평가도구 FRAX를 개발했다. FRAX 도구는 온라인으로 제공되며 직접 이 평가를 해보려면 영국 셰필드대학에서 제공하는 한국어 사이트(https://frax.shef.ac.uk)를 이용할 수 있다.

생화학적 마커 : 생화학적 마커는 뼈 형성과 흡수 과정에서 인체에서 생성되는 물질로 혈액이나 소변 속에서 발견되는 물질이다.

뼈 형성의 표지로는 오스테오칼신osteocalcin과 BSAPbone-specific alkaline phosphatase, 그리고 프로콜라겐 1N-터미널 펩타이드P1NP; Procollagen 1 N-terminal peptide가 있고, 뼈 흡수의 표지로는 NTxurinary N-telopeptide와 CTxserum C-telopeptide가 있다. 생화학적 마커는 치료효과를 모니터링하고 골절 위험성을 예측하는 데 사용되지만 단독으로 골다공증을 진단하기에는 민감도와 특이도가 충분하지 않기 때문에 일반적으로 다른 진단 방법과 함께 사용된다. 요즈음 많은 의료기관에서 이 생화학적 마커를 측정하고 자료를 활용하고 있지만 이들 '마커가 의미하는 것을 어떻게 해석하느냐'는 매우 주관적이며 복합적인 문제라서 부정적으로 활용되고 있다는 인상을 지울 수 없다.

척추골절 평가(VFA) : 척추골절 평가VFA는 척추를 초점으로 한 특수한 종류의 X-선으로 척추골절을 검사하는 방법이다. VFA는 일반적인

X-선에서 보이지 않거나 BMD검사에서 놓치기 쉬운 척추골절을 검출할 수 있다. VFA는 골다공증 진행 상황과 치료 반응을 모니터링 하는 데 사용될 수 있다.

초음파(Ultra-sound) : 초음파는 음파를 이용하여 뼈 밀도를 측정하는 진단 방법이다. 이런 방법을 비침습적인 진단 방법이라고 한다. 이 검사는 일반적으로 발 뼈에 대해 수행되며 빠르고 통증이 없다. 초음파는 DEXA 스캔이 없거나 비싼 경우 골다공증을 스크리닝하는 데 사용될 수 있지만 초음파는 DEXA 스캔보다 정확도가 떨어지며 골다공증을 명확하게 진단하는 데 사용될 수 없다. 일반적으로 예비검사로 사용되며 초음파에서 뼈 밀도가 낮은 환자는 추가검사를 추천하게 되므로 어차피 검사를 한다면 초음파검사를 하기보다는 DEXA 스캔을 하는 것이 경제적이고 효율적이다.

자기공명영상 촬영(MRI) : MRI는 자기장과 라디오파를 이용해 인체 내부 구조물의 상세한 이미지를 제공하는 비침습 진단 방법이다. MRI는 다른 진단 방법에서 놓칠 수 있는 척추골절 및 기타 골 이상을 감지하는 데 사용될 수 있지만 비용이 많이 들고 시간이 오래 걸리므로 일상적인 골다공증 진단 방법으로는 자주 사용되지 않는다.

골밀도를 확인하기 위해서는 위에서 살펴본 여러 가지 방법이 있지만 가장 널리 사용되는 것은 DEXA 스캔이며 보조적으로 생화학적 마커biochemical markers를 사용한다. MRI의 경우에는 특별히 큰 부상이나 수술, 질병이 있는 경우가 아니라면 사용하지 않는다.

골밀도 스캔과
골밀도 기준

골밀도검사와 골밀도 관련 용어들을 이해하면
자신의 골밀도검사지를 이해하기 쉽다.

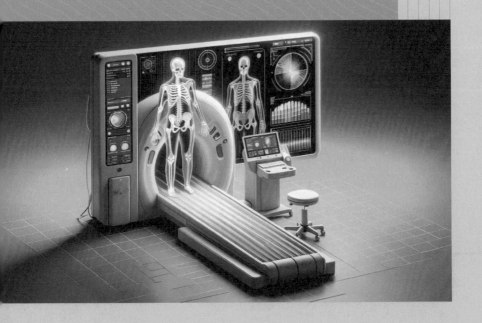

골밀도검사 장비(이중에너지 X선 흡광계)

골밀도검사를 받으러 가면 위의 그림과 같은 골다공증 검사기를 이용하여 골밀도검사를 하게 된다. 이 검사기는 덱사 스캔DEXA Scan이라고 부르기도 하는데, 정확한 명칭은 '이중에너지 엑스선 흡광계Dual Energy X-ray Absorptiometry'이다.

이 장비는 10분 정도의 짧은 시간에 고통 없이 골밀도에 대한 심층 분석을 제공하는 장비로서 뼈와 연조직에 다르게 흡수되는 두 개의 저선량 X선을 전송하여 작동한다. 이 X선의 밀도 프로파일은 골밀도를 계산하는 데 사용되는데, 밀도가 낮을수록 골절 위험이 커진다.

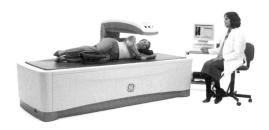

덱사 스캔

골밀도검사 부위의 명칭과 용어에 대한 이해

골밀도를 검사하는 부위는 그림에서 보는 것처럼 요추Lumbar Spine와 대퇴부Hip이다. 검사지에서 L1은 요추 1번Lumbar Spine 1, L2는 요추 2번Lumbar Spine 2, L3는 요추 3번Lumbar Spine 3, L4는 요추 4번Lumbar Spine 4을 의미한다. 또 L1-L2는 요추 1번과 2번 사이, L1-L3는 요추 1번과 3번 사이, L1-L4는 요추 1번과 4번 사이 전체를 의미한다. 검사 결과지에 특별히 전체Total에 관한 기록이 없다면 L1-L4를 요추 전체를 보는 것으로 이해해도 좋다.

대퇴부Hip는 좌측 그림에서 보는 것처럼 목 부분Neck과 트로챈터Troch, 인터Inter 트로챈터, 병동Wards, 축Shaft, 전체Total를 측정한다. 사람의 대퇴골은 오른쪽과 왼쪽에 있기 때문에 두 개를 모두 검사하는 경우도 있고, 한 쪽만 검사하는 경우도 있다.

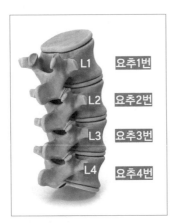

요추(Lumbar Spine)

목 부분은 대퇴골이 골반과 연결되는 회전부로서 잘록하게 들어간 모양을 하고 있어서 목이라고 부른다. 대퇴골에서는 가장 중요한 부위라고 말할 수 있다. 트로챈터는 그레이트 트로챈터Great Trochanter라고도 부른다. 인터 트로챈터Inter Trochanter는 인터Inter라고 줄여서 부르는 경우가 대부분이다.

대퇴골에서 병동Wards이라고 부르는 부분은 대부분의 다른 부위보다 결과

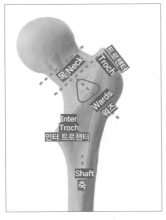

대퇴골(Femur)

가 많이 나쁜 경우가 많다. 사실 환자들이 "왜 이 부분만 이렇게 나쁘지?" 라고 의문을 가져도 그 답을 얻기가 어렵다. 그런데 병동 부위가 다른 부위에 비해서 더 나쁜 결과를 받게 되는 이유는 대부분의 뼈는 근육과 인대와 연결되어 있어서 그곳으로부터 힘과 자극을 받게 되는데, 대퇴골의 병동 부위는 주위의 근육이나 인대에서 가장 먼 곳에 있어서 그 자극을 제대로 받지 못 하기 때문에 다른 부위에 비해서 자연

적으로 골밀도가 더 빨리 떨어지게 되는 것으로 생각된다.

골밀도 수치 티-스코어의 의미와 골다공증 판정 기준

골밀도검사 결과지를 보면 '티-스코어T-Score'와 '지-스코어Z-Score'라는 두 가지 수치를 발견할 수 있다. 티-스코어는 평균 30대의 골밀도를 기준으로 해서 현재의 골밀도가 얼마나 감소 또는 증가했는지를 나타내는 수치이다. '영(0)'이면 30대와 같은 골밀도라는 뜻이고 만약 +1.0 이면 그때보다 10% 골밀도가 좋아졌고, -1.0이면 그때보다 10% 만큼 골밀도가 감소했다는 뜻이다.

골감소증은 -1.0, 골다공증은 -2.5가 기준

골감소증은 티-스코어가 -1.0보다는 낮고 -2.5보다는 높은 구간에 있을 때이고, 골다공증은 티-스코어가 -2.5보다 나쁠 때를 의미한다.

이것의 의미는 30대의 골밀도보다 10% 이상 골밀도 손실이 있으면 골감소증이 시작되었다고 보는 것이고, 25% 이상의 골감소가 있을 때를 골다공증이라고 판정하는 것이다.

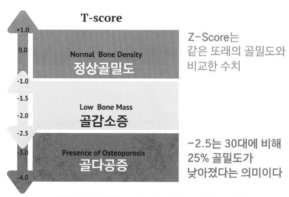

골밀도 기준 (Base level of Mineral Density)

골밀도 검사지
읽는 법

골밀도검사를 받고 그 결과지를 받아들게 되면
읽는 법을 몰라서 당황하는 사람들이 대부분이다.

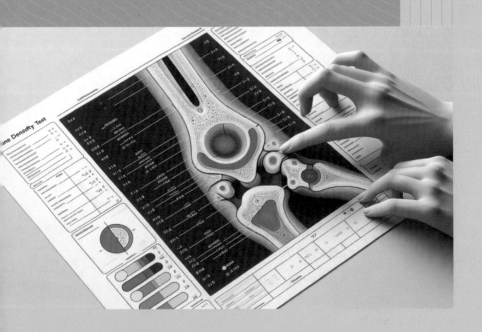

골밀도검사 결과지의 모양은 장비와 의료기관에 따라서 다르다. 하지만 요즈음은 한 눈에 알기 쉬운 그래프 모양의 검사 결과지를 제공하는 경우가 많다. 일부에서는 그림 없이 글씨만으로 적은 리포트를 주기도 한다. 검사지마다 다소 다르기는 하지만 아래 검사지를 읽는 법을 이해하면 다른 검사지도 유사한 방법으로 읽을 수 있다.

검사지의 윗부분은 요추 부분에 대한 검사 결과이고 아랫부분은 대퇴골에 대한 검사 결과이다. 대퇴골은 왼쪽과 오른쪽이 있는데, 아래 그림은 왼쪽 대퇴골 부위를 검사한 것이다.

요추 검사에서는 요추 1번(L1), 요추 2번(L2), 요추 3번(L3), 요추 4번(L4)과 요추 1번과 2번 사이(L1-L2), 요추 1번과 3번 사이(L1-L3), 요추 1번과 4번 사이(L1-L4), 요추 2번과 3번 사이(L2-L3), 요추 2번과 4번 사

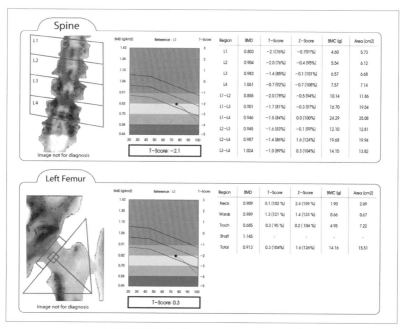

실제 골밀도 검사표(Actual BMD Scan Report)

이(L2-L4), 요추 3번과 4번 사이(L3-L4)의 골밀도와 전체 평균 골밀도를 알 수 있다.

대퇴골 검사에서는 목Neck, 병동Wards, 대퇴골 큰 트로챈터Great Trochanter, 대퇴골 인터 트로챈터Inter Trochanter, 축Shaft과 전체Total의 골밀도를 알 수 있다. 트로챈터Trochanter는 대퇴골 상단과 안쪽에서 인대와 근육이 연결되는 중요한 부위로 대퇴골 건강에 있어서 매우 중요한 역할을 한다.

뼈 그림 오른쪽에 있는 색상 그래프에서 진한 초록색은 매우 튼튼, 연한 초록색은 양호, 노란색은 골감소증, 오렌지색은 골다공증, 빨간색은 중증 골다공증을 나타낸다. 그곳에 찍혀 있는 점은 해당 부위의 평균 골밀도를 표시한 것이다.

색상 그래프 오른쪽에 있는 표는 각 부위의 구체적인 검사 결과치를 적어 놓은 것이다. 사실 골밀도는 뼈의 치밀도BMD, Bone Mineral Density를 측정하는 것인데, 그 결과치가 BMD라고 적혀 있는 아래쪽에 있는 수치이다. 그리고 그 옆에 있는 티-스코어가 일반적으로 골밀도검사 결과를 말할 때 사용하는 수치이다. 그 오른쪽에 있는 지-스코어는 같은 연령대의 평균치와 비교한 수치로 일반적으로는 특별한 의미를 둘 필요가 없다. 하지만 지-스코어가 -1.96보다 낮거나 +1.96보다 높을 경우에는 비정상적인 것으로 본다.

우리가 보는 모든 티-스코어는 각 부위에 해당하는 이 수치와 검사한 수치를 비교 환산한 것이다. 하지만 이 기준치는 인종과 성별에 따라서 모두 다르기 때문에 정확한 기준치는 해당 의료기관에서 확인해야 한다.

골밀도 검사를 할 때
꼭 기억해야 할 4가지

골밀도검사를 받을 때는
놓치기 쉬운 네 가지에 대해
꼭 기억할 필요가 있다.

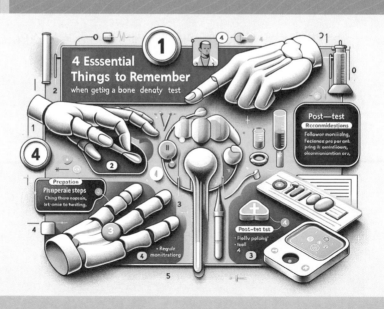

1. 골밀도검사를 할 때
반드시 키와 체중을 측정하도록 해야 한다

골밀도검사를 할 때는 반드시 키와 체중을 측정하도록 되어 있다. 하지만 간혹 키와 체중의 측정을 빼 먹는 경우가 있기 때문에 환자는 의료진에게 반드시 키와 체중을 측정해 줄 것을 요청해야 한다. 이 기록은 키의 변화 추이를 확인함으로써 골밀도가 급속도로 악화되는 것을 알 수 있고 '골밀도 향상을 위한 적정 체중'을 관리하는 데도 반드시 필요한 자료이기 때문에 잊지 않도록 한다.

2. 골밀도검사는 같은 병원에서 같은 장비를 이용하라

환자들 중에는 골밀도검사 결과가 만족스럽지 않다고 다른 병원에 가서 검사를 하는 경우도 종종 볼 수 있다. 이렇게 되면 장비가 달라지면서 발생하는 편차가 발생할 수 있기 때문에 특별한 이유가 없다면 같은 병원, 같은 장비, 같은 의료진에게서 검사를 받는 것이 추이를 비교하는 데 더 효과적이라고 할 수 있다.

3. 골밀도검사는 얼마나 자주 하는 것이 좋을까?

간혹 골밀도검사를 일 년에 몇 번씩이나 하는 분들이 있다. 이 검사도 강도가 낮다고는 하지만 방사선을 쪼이는 것이므로 사고나 수술과 같이 불가피한 경우가 아니라면 궁금하다고 자주 측정하는 것은 바람직하지 않다.

50세 이상의 건강한 사람의 경우에는 2년에 한 번 정도가 적당하고 골다공증이 있는 경우에도 1년에 한 번 정도 검사하면 된다. 골밀도검사의 목적이 골밀도의 추이를 잘 관리하는 데 중요한 목표가 있기 때문에 자주 검사하는 것이 능사가 아니라는 것이다.

4. 혈액검사도 함께 신청하라

- 혈중 비타민D 농도를 반드시 검사하라.
- 혈중 총 칼슘 농도를 반드시 검사하라.
- 혈중 이온화 칼슘 농도를 반드시 검사하라.

골밀도검사를 해서 결과를 알았다고 해도 앞으로 어떻게 해야 할지를 결정하기 위해서는 추가적으로 반드시 있어야 할 자료가 바로 키, 체중, 비타민D 혈중농도, 혈중 총 칼슘 농도, 혈중 이온화 칼슘 농도와 같은 것이다. 이것 없이는 골밀도 개선을 위한 대책을 세울 수 없기 때문이다.

피검사와 소변검사에도
골밀도 정보가 있다

혈액검사와 소변검사를 통해서 많은 종류의
건강 상태를 확인하고
보다 정확한 진단을 할 수 있다.

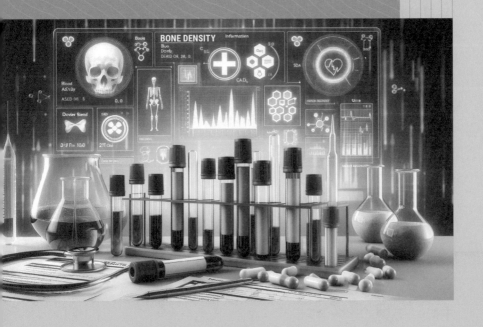

골밀도와 피검사

혈액검사를 통해서 정말로 다양한 인체의 건강정보를 확인할 수 있다. 그런데 혈액검사 항목이 너무 많기 때문에 자신에게 필요한 항목이 포함되어 있는지의 여부를 검사 신청 전에 의료진에게 확인하는 것이 중요하다.

혈중 총 칼슘 농도와 이온화 칼슘 농도

골밀도와 관련해서 해야 할 혈액검사 항목 중에서 가장 중요한 것이 혈중 총 칼슘 농도와 이온화 칼슘 농도이다. 하지만 일반적으로는 환자가 요청하지 않으면 이 검사를 해 주지 않기 때문에 골다공증환자는 의료진에게 이들 검사를 해달라는 요청을 반드시 해야 한다.

일반적으로 혈중 총 칼슘 농도는 9.5mg/dL 전후를 기준으로 하고 이온화 칼슘 농도는 1.2mmol/L를 기준으로 한다. 이들 기준치보다 낮은 수치라면 총 칼슘의 경우에는 혈액으로 공급되는 칼슘의 양이 부족하다고 볼 수 있고, 이온화 칼슘의 경우에는 혈중칼슘의 50% 정도가 이온화 칼슘이어야 하지만 그 절대량이 부족하다고 볼 수 있다.

이들 검사는 고칼슘혈증이나 저칼슘혈증을 예방하기 위해서도 중요한 수치이고, 각 개인의 칼슘 공급량의 적절성 여부를 평가하는 데도 큰 도움이 된다.

바이오 마커 검사

뼈가 만들어지고 분해되는 과정에서는 특정 단백질 혹은 효소가 혈액 혹은 소변으로 배출되게 된다. 이러한 물질을 검사해서 골밀도의 치료 과정 등에 활용하는 자료로 사용한다.

바이오 마커biochemical markers는 '뼈 형성 표지자'와 '뼈 흡수 표지자'의 두 가지로 나뉜다. 뼈 형성 표지자는 뼈가 만들어질 때 분비되는 물질을 말하고, 뼈 흡수 표지자는 뼈가 분해될 때 나오는 물질을 말한다.

이러한 바이오 마커에는 오스테오칼신osteocalcin, '뼈 특이 알칼리 포스파타제BSAP ; Bone-specific alkaline phosphatase,' '프로콜라겐 1N-터미널 펩타이드P1NP ; Procollagen 1 N-terminal peptide'와 같은 뼈 형성 표지자와 'CTxC-telopeptide'나 'NTxN-telopeptide'와 같은 뼈 흡수 표지자가 있다.

골밀도와 소변검사

소변검사에서 골밀도와 관련한 검사로는 소변 내 칼슘 배출량을 측정해서 특이한 사항이 있지는 않은지 점검하는 것이 있다. NTxurinary N-telopeptide와 같은 뼈 파괴 표지자를 측정해 활용하기도 한다.

소변 내 칼슘 배출량

요로 칼슘검사는 소변으로 배출되는 칼슘의 양을 측정하는 진단검사이다. 체내의 칼슘대사를 평가하고 고칼슘증(고칼슘 수준)이나 저칼슘증(낮은 칼슘 수준)과 같은 상태를 진단하는 데 사용된다.

요로 칼슘의 정상범위는 연령, 성별 및 식이 등 여러 요인에 따라 다르다. 일반적으로 성인의 정상범위는 24시간 동안 100-300mg의 칼슘이다. 높은 수준은 저칼슘혈증을 대변하고, 낮은 수준은 고칼슘혈증을 대변하는 것일 수도 있는데, 치료약물, 호르몬 불균형 및 신기능과 같은 다른 요인들도 요로 칼슘 수치에 영향을 줄 수 있다.

소변 내 칼슘검사 방법

요로 칼슘검사는 24시간 동안 방광에서 배출되는 칼슘의 양을 측정하는 간단한 진단검사이다. 이때 중요한 것은 소변을 받는 기간 동안에는 칼슘보충제의 섭취를 하지 않고 검사를 하는 것이 필요하다. 다만, 칼슘보충제를 섭취하지 않은 경우와 섭취한 경우를 모두 측정해 비교하는 것은 자신의 칼슘 섭취 효율의 일단을 평가할 수 있다는 점에서 필요할 수도 있다.

뼈가 만들어지고
분해될 때 나오는 물질들

'아니 땐 굴뚝에 연기 날까?' 라는 속담처럼
인체에서 일어나는 모든 작용에는 그 흔적이 남는다.

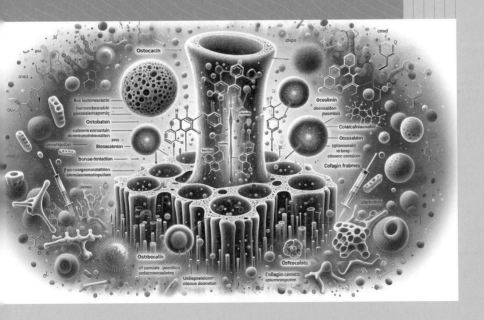

뼈가 만들어지거나 분해될 때 검출되는 특정 물질

인체에서 어떤 일이 벌어질 때 체내에서 만들어지는 물질을 생화학마커biochemical markers라고 하는데, 뼈가 생성, 분해될 때에도 이런 물질들이 혈액 또는 소변 속에서 발견된다.

뼈 형성 및 흡수는 일생 동안 발생하는 자연적인 과정이며, 뼈 형성formation과 흡수resorption ; 분해의 균형은 뼈 강도를 유지하는 데 매우 중요하다. 골다공증은 이 균형이 깨져서 뼈의 흡수(분해)가 뼈의 형성보다 더 많이 발생함으로서 뼈 손실을 발생시키는 것이라고 볼 수 있다.

뼈 형성 마커

생화학적 마커는 뼈 형성과 흡수 과정 중 인체에서 생성되는 물질로, 혈액이나 소변 속에서 발견되는 물질이다. 이들 물질 중에는 뼈가 형성될 때 발생되는 오스테오칼신osteocalcin과 BSAPbone-specific alkaline phosphatase, 그리고 프로콜라겐 1N-터미널 펩타이드P1NP ; Procollagen 1 N-terminal peptide 등의 마커를 뼈 형성 표지자로 활용하고, CTxserum C-telopeptide를 뼈 흡수(파괴) 표지자로 활용한다.

오스테오칼신

오스테오칼신은 뼈 조직을 구성하는 모세포인 골모세포(조골세포)에서 생성되는 비콜라겐성 단백질이다. 뼈를 형성하는 과정에서 혈액 속으로 방출되기 때문에 이 수치를 형성의 마커로 사용한다.

오스테오칼신은 뼈 대사에서 여러 가지 역할을 한다. 그 중에서도 가장 중요한 역할은 뼈의 미네랄화에 기여하여 칼슘과 인 등의 미네랄을 뼈 조직에 디파짓deposit 되게 하는 역할이다.

오스테오칼신은 또 뼈의 흡수분해를 조절하는 데도 관여하여 뼈 조직의 분해 과정을 조절한다. 오스테오칼신은 혈액 내에서 측정될 수 있으며, 뼈 대사의 생화학적 마커로 사용된다. 혈액 내 오스테오칼신 수치가 높을 경우, 뼈 형성 활동이 증가한 것을 나타내며, 낮을 경우 뼈 형성 활동이 감소한 것을 나타낸다.

오스테오칼신의 적정 농도는 성인의 경우 10-45ng/mL이다. 하지만 오스테오칼신 수치는 비타민D 수치, 갑상선 기능 및 폐경 등의 다른 요인에도 영향을 받을 수 있으므로 이 한 가지 수치만으로 골밀도의 변화를 단정하기는 어렵다. 또 오스테오칼신은 글루코스 대사 및 에너지 대사조절에도 관여하는데, 인슐린 민감도를 개선하여 혈당 조절에 중요한 역할을 하게 된다. 또한 에너지소비 증가 및 대사조절에 중요한 호르몬인 아디포넥틴adiponectin의 분비를 자극하는 역할도 하는 등 인체에서 다양한 기능을 가지고 있다.

알칼리 포스파타제(BSAP)

뼈 특이 알칼리 포스파타제BSAP ; bone-specific alkaline phosphatase는 주로 골 형성 세포인 조골세포osteoblast에 의해 생성되는 효소이다. 뼈 형성 과정에서 혈류로 방출되며, BSAP 농도는 뼈 형성 과정에서 증가하므로 뼈 형성의 마커로 사용된다.

BSAP는 혈액 내에서 측정되며, CTx 및 NTx와 같은 다른 뼈 바이오 마커와 함께 사용하여 뼈 대사를 보다 포괄적으로 평가할 수 있다. 일반적으로 어린이 및 청소년처럼 뼈 성장이 빠른 경우 BSAP 수치가 높아지고, 연령이 들면서 BSAP 수치가 낮아진다. BSAP의 적정 농도는 연령과 성별에 따라 다를 수 있다. 하지만 일반적으로 성인 여성의 경우에는 8-30U/L, 성인 남성의 경우에는 5-25U/L을 기준으로 한다.

P1NP(프로콜라겐 1N-터미널 펩타이드)

P1NP$_{\text{Procollagen 1N-terminal peptide}}$는 뼈 형성을 평가하기 위해 사용되는 생화학적 마커이다. 이것은 뼈 매트릭스의 중요한 성분인 제1형 콜라겐의 조각이다.

P1NP는 새로운 뼈 형성 중에 혈액으로 방출되므로, 골 형성 활동의 유용한 지표이다. 이 수치는 골 건강 및 골다공증 치료에 대한 반응을 평가하는 데 도움이 된다. 혈액 내 P1NP 수치는 연령과 성별, 건강상태 등에 따라서 달라지지만 성인의 경우 15-80mcg/L이다.

뼈 흡수 마커

뼈 조직의 주요 성분인 콜라겐 조각인 NTx$_{\text{N-telopeptide}}$와 CTx$_{\text{C-telopeptide}}$

가 있다.

CTx(C-telopeptide) : CTx는 뼈 흡수의 지표로서 뼈 조직 분해의 반영으로 뼈 흡수 과정 중 혈액 내부로 방출되는 콜라겐 조각의 양을 측정하는 것이다. 때로 CTx는 검사지에 b-CrossLaps으로 표기되는 경우도 있다. 이름은 다르지만 같은 생화학적 마커이다.

CTx와 b-CrossLaps는 모두 골 흡수 중에 혈액으로 방출되는 1형 콜라겐인데, CTx나 b-CrossLaps는 의학 문헌과 임상 실무에서 때로 상호 교환적으로 사용된다. CTx 수치가 높으면 뼈 흡수가 증가하고, 이는 뼈 손실과 골다공증으로 이어질 수 있다. CTx 수치의 정상 범위는 연령, 성별, 건강 상태 등에 따라 달라질 수 있지만 일반적으로 폐경 전 여성에서는 대략 0.1-0.5ng/mL 또는 0.01-0.05pmol/L, 남성 및 폐경 후 여성에서는 0.2-0.8ng/mL 또는 0.02-0.08pmol/L 정도의 범위 내에 있어야 정상적으로 판단한다. 하지만 다른 마커들과 마찬가지로 CTx 수치 해석은 개인의 특정 상황과 병력을 고려할 수 있는 의료 전문가와 상의해야 한다.

NTx(urinary N-telopeptide) : NTx는 뼈 매트릭스의 작은 펩타이드 조각으로, 다른 마커들과는 달리 소변으로 배출된다. 소변 NTx 농도는 일반적으로 뼈 흡수의 정도와 비례하며, 시간이 지남에 따라 소변 NTx 농도의 변화를 모니터링하여 뼈 흡수의 변화를 파악할 수 있다.

NTx 검사는 소변 샘플만 필요로 하기 때문에 간단하지만 CTx와는 달리 널리 사용되지 않으며, 보통은 골다공증 진단 및 모니터링을 위한 다른 검사와 연계하여 연구 환경에서 사용된다.

NTx 농도는 남성의 경우 10-65nmol BCE_{Bone Collagen Equivalent}/mmol 크레아틴_{Creatinine}, 여성의 경우는 10-80nmol BCE/mmol 크레아틴, 폐경 전 여성의 경우는 16-150nmol BCE/mmol 크레아틴이다.

뼈는 도대체
무엇으로 만들어 졌을까

뼈는 칼슘만으로 이루어져 있지 않다.
구성 성분을 알아야 제대로 뼈를 되살릴 수 있는
영양소가 무엇인지 알 수 있고,
실질적으로 도움이 되는 식생활을 계획할 수 있다.
뼈를 구성하는 물질은 물, 단백질 그리고 미네랄이다.

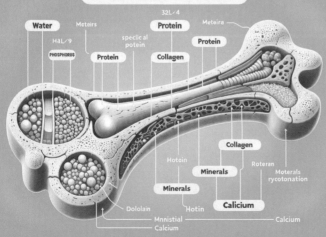

우리는 '뼈'라고 하면 떠 올리게 되는 것이 칼슘밖에 없다. 하지만 우리의 뼈는 크게 물, 단백질, 미네랄을 각각 3분의 1씩 포함하고 있다.

물을 제외하면 뼈는 50%의 단백질과 50%의 미네랄로 구성되어 있다. 세부적으로는 단백질은 콜라겐 단백질이 50%, 그 나머지 반이 비콜라겐 단백질이다. 단백질의 구성에서는 콜라겐도 중요하다. 그리고 미네랄의 구성은 칼슘이 48%, 인이 37%, 마그네슘 1.29%, 철분 0.12%, 트레이스 미네랄 9% 등이다.

골밀도가 낮아지면 환자도 의료진도 그저 칼슘과 비타민D만 섭취하면 간단히 해결될 것이라 생각한다. 하지만 그 결과가 좋지 않은 경우가 많은 이유 중에 하나가 되는 것이 바로 이러한 뼈 구성 성분의 불균형이다.

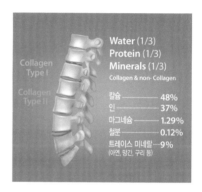

뼈의 구성물질

뼈의 중요한 구성물질인 단백질과 미네랄의 구체적인 성분과 역할에 대해서 잘 이해하고 자신에게 부족할 수 있는 영양소를 잘 보충하면 골밀도가 개선되는 속도도 좋아진다고 할 수 있다.

인체는 생체전기로 움직인다

뼈를 구성하는 큰 축의 하나인 물은 각 세포의 세포액과 세포 사이에 존재하는 간질액으로 역할을 하며 미네랄을 저장하는 역할과 동시에 생체전기가 작동하는 장소가 된다.

병원에 입원한 중환자에게 연결하는 기구 중에 생체신호 모니터Vital Sign Monitor가 있는데, 의사는 이 모니터에 나타나는 숫자를 통해서 맥박, 혈압, 산소 포화도 등의 중요한 생체 정보를 실시간으로 파악할 수 있다. 그 이외에도 심장의 움직임을 관찰하는 심전도검사, 뇌의 움직임을 관찰하는 뇌파검사 등은 모두 인체에서 내보내는 전기파를 측정하여 건강 상태를 측정하는 것이다.

이때 우리 인체에서 전기를 만드는 방법을 쉽게 설명하자면 세포 내액과 외액에 들어 있는 미네랄들이 만드는 전위차를 이용해서 생체전기가 만들어지는 시스템이다. 이렇게 만들어지는 생체전기는 우리 인체의 모든 세포가 제대로 작동하게 하는 데 중추적인 역할을 한다. 다양한 연구를 통해서 보면 뼈 대사bone metabolism를 하는 과정에서도 근육이 보내는 하중부하가 일으키는 생체전기가 뼈의 미네랄화(미네랄을 이용해 뼈세포를 만드는 것)를 촉진한다는 것을 알 수 있다.

뼈에서 가장 중요한 미네랄은 칼슘

위에서 보는 것처럼 뼈를 구성하는 미네랄로는 칼슘이 약 48%로 가장 많은 부분을 차지하고, 그 다음이 인으로 37%를 차지하고 있다. 하지만 인燐, phosphate은 일반적으로 우리가 섭취하는 다양한 음식에 많이 들어 있기 때문에 부족하기보다는 오히려 과다한 면이 많다.

그 다음으로 많이 차지하고 있는 미네랄은 트레이스 미네랄로서 약 9% 정도이다. 하지만 트레이스 미네랄은 미량 원소를 총칭하는 말로서 인체에는 약 74~84가지 정도의 미량 미네랄이 존재한다. 여기에는 아연, 망간, 구리, 셀레늄 등 수많은 성분으로 구성되어 있어 각각의 함량은 매우 미미하다고 할 수 있다.

이 트레이스 미네랄은 주로 우리가 섭취하는 물에 가장 많이 들어 있다고 할 수 있다. 하지만 많은 사람들이 정수기를 사용하는 현실이어서 현대인들은 트레이스 미네랄이 근본적으로 결핍된 물을 먹음으로써 생체전기를 발생시키는 중요한 성분의 결핍을 만들고 있다는 사실은 매우 안타까운 일이라고 하지 않을 수 없다.

그 다음으로 많은 미네랄은 마그네슘으로 뼈를 구성하는 미네랄의 약 1.29%를 차지하고, 그 다음으로 많은 미네랄은 철분으로 그 비율은 약 0.12%라고 한다. 뼛속에 들어 있는 이러한 미네랄의 구성을 참고할 때 칼슘, 마그네슘, 철분과 트레이스 미네랄을 제대로 공급하는 것이 중요하다.

다만, 앞서 많이 언급했지만 모든 미네랄은 각각의 이온채널을 통해서 흡수되기 때문에 이온화율이 매우 중요하다고 할 수 있다.

뼈를 구성하는 단백질 콜라겐

단백질의 가장 작은 단위는 아미노산이다. 우리가 음식을 통해 단백질을 섭취하게 되면 최종적으로 아미노산으로 분해되고, 이것들은 다시 어떤 세포를 만드느냐에 따라서 서로 다른 아미노산을 이용하게 된다.

그런데 뼈를 구성하는 단백질 중에서 가장 중요한 단백질은 제1형 콜라겐Collagen Type I이라 하고, 관절의 연골을 구성하는 단백질을 제2형 콜라겐Collagen Type II이라고 한다. 그 이외에도 다양한 종류의 단백질이 이용되지만 뼈를 만들 때 소요되는 단백질로는 이들 두 가지 콜라겐이 매우 중요하다.

시중에서 구할 수 있는 콜라겐보충제는 일반적으로 콜라겐 타입 I 과 III의 두 가지로 구성되어 있는 경우가 대부분이다. 이들 콜라겐은 주로 소, 생선 등에서 얻어지며 주로 피부에 작용한다. 반면에 콜라겐 타입 II는 닭에서 얻을 수 있다. 만약 콜라겐보충제의 도움을 받고자 한다면 콜라겐 타입 I, II, III가 모두 포함된 제품을 선택하는 것이 좋은 방법이다.

'골 흡수억제'는 제약사가 지어낸 기만술책

골밀도검사와 골밀도 관련 용어들을 이해하면
자신의 골밀도검사지를 이해하기 쉽다.

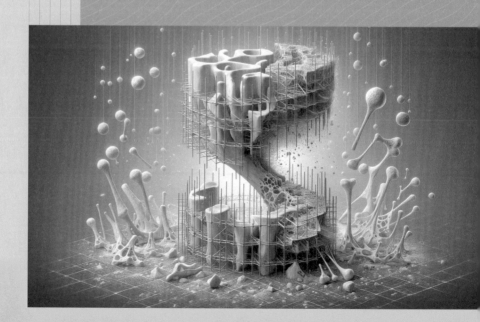

모든 뼈는 6~10년마다 완전히 바뀐다

인간의 뼈는 한 번 만들어지면 평생을 사용하는 것이 아니다. 나이, 성별, 건강상태에 따라 다르기는 하지만 대개 6년에서 10년 사이에 완전히 새로운 뼈로 바뀌게 된다. 골다공증 등 골밀도 감소를 겪는 사람들에게는 희망적인 이야기가 아닐 수 없다.

이렇게 일생 동안 새롭게 뼈가 만들어지는 과정에는 여러 가지 호르몬과 비타민 그리고 미네랄들이 서로 유기적으로 작동해야 한다. 하지만 사람들은 나이가 들어가면서 생기는 인체의 변화 또는 나쁜 식생활 습관이나 어떤 질병을 치료하기 위해서 복용하는 약물 때문에 정상적인 뼈 대사가 일어나지 못 하게 되어 골감소증, 골다공증을 겪게 된다.

뼈가 분해되고 만들어지는 인체의 섭리를 제대로 이해하는 것은 우리가 골다공증에 걸렸을 때 올바른 선택을 할 수 있게 하는 매우 중요한 기초가 되기 때문에 이 책을 읽는 모든 독자들은 다음 이야기에 주의를 기울여 읽어 주기 바란다.

뼈는 살아 있고 죽을 때까지 새롭게 태어난다

뼈가 만들어지는 과정을 간단히 말하자면 낡은 도로를 재포장하는 과정과 매우 흡사하다고 할 수 있다. 낡은 뼈를 파악해 녹여서 없앤 다음 그 자리에 새로운 뼈를 입히는 식으로 뼈가 새롭게 만들어지는데, 이것을 '본 리모델링Bone Remodeling'이라고 해서 뼈의 재형성 과정이라고 말한다.

이렇듯 뼈가 새롭게 만들어지는 과정에는 '뼈의 분해'와 '뼈의 형성'이라는 과정이 늘 톱니바퀴처럼 연결되어 있다.

'뼈 대사 메커니즘'의 기본은 다음과 같다.

뼈를 만드는 세포를 '조골세포Osteoblasts'라 하고 뼈를 분해하는 세포를 '파골세포Osteoclasts'라고 하는데, 이들 두 가지 세포가 뼈를 만들기도 하고 분해(재흡수)하기도 한다.

'골 흡수억제'는 제약사가 지어낸 기만술책

골다공증에 걸린 사람들은 보통 "파골세포가 문제야!" 라고 믿는다.

이것은 대단히 잘못된 인식이다. 많은 사람들이 이런 인식을 갖게 된 것은 현대의학이 저지르고 있는 큰 잘못들 중의 하나이다.

골다공증환자에게 처방하는 골다공증 약이나 주사들은 대부분 파골세포를 억제하는 '골 흡수 억제제'이다. 나는 여기에도 제약회사의 고도의 마케팅 전략이 숨어 있다고 믿는다.

'골 흡수억제'라는 말은 뼈를 분해하는 것을 억제한다는 말의 다른 표현이다. 이 표현을 정확하게 다시 수정한다면, '뼈를 분해하는 파골세포의 활동을 억제'하는 것이라고 해야 한다. 아마도 "파골세포를 억제한다"는 말을 사용하게 되면 '인체가 가지고 있는 기본적인 기능을 못 쓰게 만든다'는 부정적인 인상을 주지 않을까 염려했기 때문은 아닐까 싶다. 이런 내용을 깊이 모르는 일반인들은 '뼈를 분해하는 것을 억제'하게 되면 당연히 골밀도가 좋아질 것이라고 생각하게 마련이다.

하지만 문제는 뼈가 새롭게 만들어지는 과정이 조골세포의 작용만으로는 불가능하다는 사실이다.

뼈를 새롭게 만드는 과정은 도로 재포장 공사와 같다

나는 뼈가 만들어지는 과정을 설명할 때 '낡은 도로를 재포장하는 과정'이나 '집의 벽지를 새로 도배하는 과정' 또는 '녹슨 파이프에 페인트를 칠하는 과정'을 자주 예로 든다.

낡은 도로를 재포장하기 위해서는 당연히 낡은 도로의 포장을 모두 걷어내야 한다. 그 다음 지반을 새롭게 다지고 그 위에 새로운 포장을 입히는 과정을 진행하게 된다. 그런데 만약 이 재포장 공사를 하는 사람이 이 과정을 제대로 하

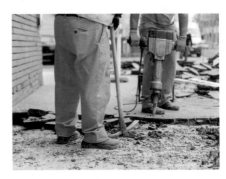

뼈의 재생은 낡은 도로를 재포장하는 과정과 같다.

지 않는다면 그 도로는 어떻게 될까? 금세 구멍이 나고 문제가 생길 것이다. 이처럼 인체에서 뼈가 새롭게 만들어지기 위해서는 먼저 '파골세포'가 문제된 부분의 뼈를 녹여서 청소하는 과정을 거쳐야만 한다. 이 과정을 '뼈의 재흡수resorption'라고 한다.

사실 이것도 중요한 과정을 생략한 말이다. 어떤 과정을 생략한 것일까? 파골세포가 뼈를 녹이면 인체 면역세포의 하나인 대식세포가 이 녹여진 뼈는 물론 파골세포까지 흡수해서 그 자리를 말끔하게 만드는 것인데, 마치 파골세포가 뼈를 흡수하는 것처럼 오해하기 쉽게 중

간 부분을 잘라버린 것이다.

"왜 이런 말장난이 필요했을까?" 지금부터 여러분이 알아야 할 부분을 감추기 위해서라는 것이 내 생각이다.

조골세포와 파골세포는 서로 적이 아니다

아래 그림에서 보듯이 조골세포는 '간엽줄기세포Mesenchymal stem cell'가 변해서 만들어진다. 이 조골세포는 'RANKLReceptor Activator of Nuclear Factor Kappa-B Ligand' 이라는 물질과 'OPGOsteoprotegerin'라는 두 가지 물질을 분비한다. '랭크엘RANKL'은 파골세포의 'RANKReceptor Activator of Nuclear Factor Kappa-B'와 만나면 '파골세포 전구물질osteoclast precursor'을 활성화시키고 이것들이 결합해서 파골세포가 완성됨으로써 뼈를 분해할 수 있도록 하는 반면, 조골세포에서 만들어지는 'OPG'는 필요할 경우 조골세포가 분비하는 '랭크엘RANKL'을 차단해 파골세포가 만들어지지 않도록 한다.

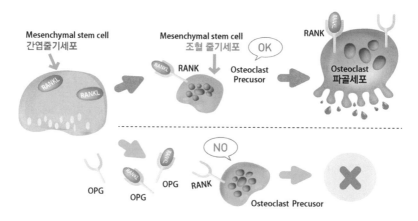

인체의 뼈 리모델링 기전(Action mechanism of Bone remodeling)

파골세포의 작동 없이는 제대로 된 뼈가 만들어지지 않는다

그림의 윗부분은 조골세포가 새로운 뼈를 만들기 위해서 파골세포를 움직이게 하는 방법을 나타낸 것이고 아랫부분은 지나친 파골세포의 형성을 억제하기 위해서 'OPG'를 작동시키는 것을 나타낸 것이다. 다시 말하자면 우리 인체는 파골세포가 지나치게 많이 만들어지는 것을 방지하기 위해서 'OPG'를 만들어 두었다는 것이다.

앞으로 골다공증 치료제의 작용기전에 대해서 설명할 때 더 자세히 이야기하게 되겠지만 현대의학은 바로 가짜 'OPG'를 이용하거나 간에서 일어나는 생화합물 합성 경로를 차단해서 '파골세포'를 만들지 못 하도록 함으로써 '골 흡수를 억제'한다고 말하는 것이다.

그런데 이런 이야기들 속에서 감춰져 있는 중요한 사실이 있다. '파골세포를 움직이게 하는 것도 조골세포이고 그 세포의 과다 생성을 막는 것도 조골세포라'는 것이다.

뼈를 새롭게 만드는 과정에서 조골세포가 일을 하기 위해서는 파골세포가 뼈를 새롭게 입힐 자리를 제대로 청소를 해야 하기 때문에 조골세포가 파골세포의 움직임을 컨트롤하는 것이라고 보는 것이 옳다.

그렇다면 이런 인체의 근원적 메커니즘을 깨고 뼈를 새롭게 입힐 자리를 청소도 하지 못 하도록 하는 것은 마치 도로를 재포장할 때 바닥을 긁어내고 다지는 작업을 하지 않는 것이고, 벽지를 다시 붙일 때 낡은 벽지를 제대로 떼어내고 벽을 말끔하게 청소하지 않는 것이며, 녹슨 파이프에 페인트를 칠하면서 정작 녹을 벗겨내지 않는 것과 무엇이 다르겠는가.

아래 그림은 새로운 뼈가 생성되는 과정을 묘사한 것이다.

새로운 뼈가 만들어지려면 우선 새롭게 뼈를 만들 자리를 청소해야 한다. 그것을 위해서 파골세포osteoclasts는 뼈를 녹이고 대식세포macrophages는 녹은 뼈와 파골세포를 흡수한다. 이 과정을 터널링이라고 한다. 말 그대로 굴착을 한다는 뜻이다.

이렇게 깨끗하게 청소된 부위에 조골세포osteoblasts가 뼈를 형성formation하기 시작하고 드디어 칼슘과 다른 성분들이 굳어지면서 미네랄화mineralisation 과정을 거쳐서 마침내 성숙된 뼈세포인 오스테오사이트osteocytes가 된다. 이렇게 되면 새롭게 뼈가 생성된 가장 윗부분은 유골조직osteoid이 되고 그 아래로 성숙한 새로운 뼈, 그 아래로 오래 된 뼈의 순으로 자리를 잡게 되는 것이다.

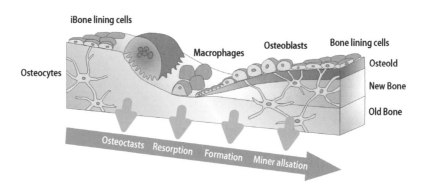

본 리모델링(뼈의 재형성)과정

골다공증 치료제는 왜 효과가 없을까?

나는 현대의 골다공증 치료제라는 것들이 이렇듯 인체가 뼈를 새롭게 만드는 근원적인 시스템을 부정하기 때문에 원래 목적하는 바대로 골밀도를 회복시키지 못하는 것이라고 굳게 믿는다.

골다공증 치료제를 사용했을 때 일부의 사람들에게서 골밀도가 상승하는 것을 볼 수 있다. 하지만 그것은 허수, 가짜 수치이다. 골다공증 약이나 주사치료를 받는 환자 중에 그렇게 일시적으로 골밀도가 높아진 것처럼 보이는 사람이 있다고 해도 그 환자들이 몇 년 뒤에도 여전히 골밀도가 상승할지는 미지수라고 할 수 있다.

골밀도 수치는 기계적인 수치일 뿐
뼈의 실질적인 치밀도를 반영하지 못한다

골다공증 약이나 주사를 맞는 환자가 골밀도를 측정해서 그 수치가 아무리 올라갔다고 해도 그 뼈는 허깨비와 같다고 할 수 있다. 그러기 때문에 골다공증 치료를 받으면 골밀도가 당연히 올라가서 골절을 예방해야 하는 데도 불구하고 골절 예방을 목적으로 한다는 골다공증 약을 사용하는데도 여전히 골절은 발생하고 있다.

골밀도 수치라는 것도 X선이 투과되고 흡수되는 차이를 이용한 환산치일뿐 실제 수치라고 할 수 없다. 엄격하게 말한다면 정확한 골밀도를 측정하려면 그 뼈 자체를 취해서 물리적 검사를 하는 방법밖에 없다. 하지만, 어떻게 살아 있는 사람의 뼈를 취해서 검사를 할 수 있겠는가. 사실 학계에서 이런 것을 모를 것이라고 생각하지는 않는다. 그들로서도 당장 대처할 수 있는 방안이 없어서 늘 하는 방법처럼 대증요법을 사용하고 있을 것이라고 생각한다.

하지만 우리가 인체의 근원적인 메커니즘에 더 주목하고 귀를 기울이면 인체 스스로가 골밀도를 복구할 수 있도록 방법을 제시할 수 있다고 믿는다.

골밀도에 관여하는
성호르몬

골밀도가 약화되는 원인은 너무나 다양하다.
여성호르몬과 남성호르몬도
골밀도에 영향을 미친다.

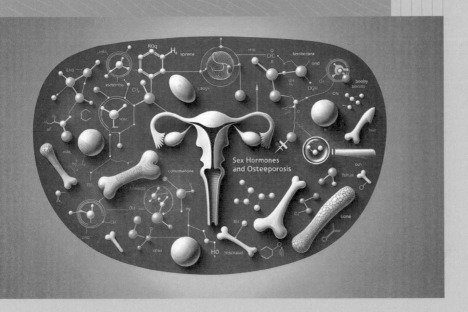

에스트로겐과 테스토스테론 모두
뼈 밀도와 강도를 보호하는 역할을 한다

일반적으로 여성호르몬만 골밀도 감소와 직접적인 관련이 있는 것으로 생각한다. 하지만 남녀를 불문하고 성호르몬은 뼈 건강을 유지하는 데 중요한 역할을 한다.

여성들에 있어서 갱년기 동안 에스트로겐 수준이 하락하는 것이 골다공증을 발생시키는 주요 요인 중 하나라고 알려져 있는데, 에스트로겐은 뼈 형성 및 흡수를 담당하는 세포인 골모세포 (조골세포)가 내보내는 OPG의 역할을 활발하게 해 파골세포의 활동을 조절한다. 여성호르몬이 감소되면 이러한 세포들 간의 균형이 깨져서 골 손실이 더 쉽게 발생하는 것이다.

마찬가지로 남성에서도 남성호르몬인 테스토스테론의 결핍은 뼈 손실과 골다공증에 기여할 수 있다. 테스토스테론은 골모세포(조골세포)의 활동을 촉진하여 뼈 형성을 자극하는 데 도움이 되는데, 나이와 함께 테스토스테론 수준이 감소하면 뼈 형성이 늦어져 골밀도가 감소할 수 있다고 알려져 있다.

여성과 남성 모두에게, 이러한 호르몬의 적절한 수준을 유지하는 것은 뼈 건강을 유지하고 골다공증의 위험을 줄이는 데 중요하지만 여성과 남성을 불문하고 나이가 들면서 성호르몬 수준이 감소하는 것을 인위적으로 막을 수는 없다.

성호르몬요법이 골다공증을 개선할 수 있나?

성 호르몬의 감소나 부족이 골밀도를 감소 시킨다는 이론을 기반으로 본다면 여성호르몬이나 남성호르몬 수준이 낮아진 사람에게 호르몬요법을 시행하면 골밀도가 개선되어야 하지만 임상에서는 성공적인 성과를 거두지 못하는 것으로 보인다. 특히, 폐경기 여성에게서 골다공증이 발견되는 경우, 호르몬 대체요법이나 여성호르몬 수용체 조절제와 같은 약물을 시도하는 경우가 많지만 그 결과도 기대에 미치지 못한다. 한편으로 폐경기 골다공증인 여성들이 호르몬요법의 도움 없이도 얼마든지 골밀도가 개선되는 경우가 많다는 점을 보면 성호르몬이 골밀도 유지에 어떤 정도의 역할을 하는 것은 맞지만, 직접적으로 골밀도를 개선하는 데 필수적인 요건은 아닌 것으로 판단된다.

그리고 일반적으로 여성의 경우에 폐경기 이후의 여성호르몬 감소를 골밀도의 급격한 감소와 골다공증 발생의 주요 원인으로 지목하지만 위에서 언급한 호르몬요법 및 대체요법으로 골밀도가 개선되지 않는다는 점과 폐경 후 여성의 골밀도 향상이 호르몬에 의존하지 않고도 가능하다는 사실 때문에 나는 골다공증을 일으키는 필수 원인 목록에서 이 항목을 제외하였다.

게다가 인위적인 방법으로 호르몬 치료를 하는 것은 여성들의 경우 유방암, 자궁암을 비롯한 부인과 질병의 원인이 되고 남성의 경우에도 전립선암과 같은 남성질환의 원인이 될 수 있다는 보고들로 인해 많은 골다공증환자들이 이러한 치료법을 기피하게 하는 요인으로도 작용하는 것이 현실이다.

나는 개인적으로 인간도 자연의 일부라고 보면 나이가 들면서 자연스럽게 줄어드는 성호르몬을 인위적으로 높인다는 것은 자연을 거스르는 일로서 결코 장려되어서는 안 되는 방법이라고 믿고 있다.

CHAPTER 3

칼슘의 역할과
중요성

칼슘 부족은
147가지 질병의 원인

칼슘은 뼈나 치아만 튼튼하게 하는 것이 아니다.
칼슘이 인체에서 하는 역할은 너무나도 많다.

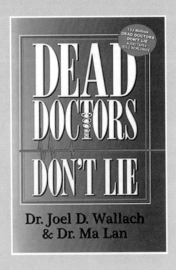

죽은 의사는 거짓말을 하지 않는다

노벨상 후보자였던 미국의 조엘 월렉Joel Wallach 박사는 자연사自然死를 한 3천여 명을 부검한 결과를 가지고 집필한 역작『죽은 의사는 거짓 말을 하지 않는다』는 책에서 '대부분이 비타민과 미네랄 결핍으로 사 망했다'는 결론을 내렸다. 특히 '칼슘과 관련된 질병이 무려 147가지나 된다'고 기술했다.

칼슘은 골격과 치아를 형성한다

체중의 약 2%를 차지하는 칼슘은 치아와 뼈를 구성하는 성분으로 뼈를 구성하는 미네랄의 48%를 차지한다. 그리고 인체에 존재하는 칼 슘의 99%는 뼈와 치아에 존재하고, 단 1%만 혈액에 존재하는데, 혈액 내 1%의 칼슘이 인간의 생명활동에 매우 중요한 영향을 미친다.

인체 내에서의 칼슘의 역할을 모두 열거할 수는 없지만 우리의 혈액 내에 늘 1%의 칼슘이 존재하는 이유는 다음에 열거하는 칼슘의 역할 이 없다면 인간은 생존할 수 없기 때문이다.

칼슘이 없으면 인간은 움직일 수 없다

인체에는 뼈 근육, 심장 근육, 유연 근육 등 여러 종류의 근육이 있 다. 이들 모든 근육을 움직이기 위해서는 칼슘의 존재가 반드시 필요하다. 왜냐하면 칼슘이 있어야 이 모든 근육들을 정상적으로 수축시킬 수 있기 때문이다.

인간의 심장에는 '페이스 메이커pace-maker'라는 것이 들어 있는데, 이 것은 사람이 의식적으로 명령하지 않아도 살아 있는 동안 끊임없이 심 방과 심실 및 판막을 움직이게 만든다. 이 페이스 메이커는 조물주가 인간이 스스로의 생명을 중단시킬 수 없도록 배치해 놓은 인체의 비밀 발전소라는 생각이 든다.

일반적으로 근육의 수축은 칼슘이 하고, 이완은 마그네슘이 담당한 다. 심장을 움직이는 미네랄은 칼슘Ca, 포타슘K, 소디움Na, 마그네슘Mg 의 4가지이다.

칼슘이 없다면 사람은 생각도 실행도 할 수 없다

인체는 신체 각부로부터 전해지는 정보와 뇌에서 신체 각부로 정보 를 전달하기 위해서 신경조직을 가지고 있다.

이렇게 체내에서의 모든 정보를 교환하는 데 있어서 칼슘은 매우 중 요한 역할을 하기 때문에 인간이 생명활동을 유지하는 데 무엇보다도 중요한 영양성분이라고 할 수 있다. 또 칼슘은 각 세포 간의 셀 시그널 링Cell Signaling에도 중요하기 때문에 인체에서 일어나는 모든 일은 칼슘 의 관여 없이는 불가능하다고 해도 과언이 아니다. 가령 우리가 어딘 가 상처가 났을 때 그 상처를 치유하기 위한 과정에서도 칼슘은 면역 세포의 활동을 촉진하도록 신호를 보낼 만큼 우리가 평소에 상상하지 도 못하는 일을 하고 있다.

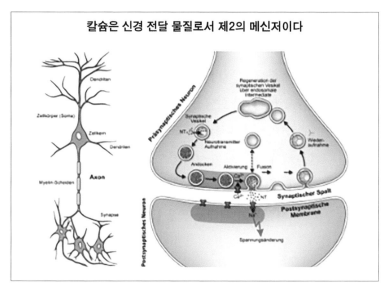

인체에서 칼슘의 역할(Roles of Calcium in human body)

칼슘은 세포의 미토콘드리아가 에너지를 생산하는 데도 관여

우리 인체는 음식을 섭취하게 되면 소화를 시키고 에너지로 활용할 수 있는 탄수화물, 단백질, 지방 등을 혈액으로 보내게 된다. 이들 영양소들은 각 세포에 들어 있는 미토콘드리아에서 'ATP'라는 형태의 에너지를 생성하게 되는데, 이때 칼슘은 그 촉매 역할을 한다.

다시 말하자면 칼슘이 제대로 공급되지 않으면 우리가 아무리 좋은 식사를 하더라도 그것을 적절히 체내에서 사용할 수 있는 에너지로 전환할 수 없게 된다는 뜻이다.

칼슘은 수면의 질과 수면 시간에 관여

불면증으로 밤을 보내고 있다면 칼슘과 마그네슘의 불균형을 생각해 보는 것이 좋다. 왜냐하면 칼슘은 수면을 관장하는 네 가지 DNA의 활성을 조절해 수면의 품질과 시간을 조절해 주기 때문이다.

적절한 수면은 적절한 휴식을 보장함으로써 피로를 회복할 수 있게 해 주고 뇌에 들어 있는 정보를 정리하여 기억회로에 저장을 하는 등 깨어 있는 시간에 사람들이 제대로 활동할 수 있게 재충전을 할 수 있도록 해 준다.

부정맥과 하지불안증후군도 칼슘과 지대한 관련

심장 부정맥이나 밤에 자다가 다리에 쥐가 나는 경우, 대부분은 그 원인을 찾아내지 못 한다. 심장 부정맥이나 하지불안증후군Restless Leg Syndrome의 경우, 모두가 그런 것은 아니지만 약 70%의 사람들이 칼슘 및 마그네슘의 부족이나 불균형 때문에 그런 증상을 겪는 경우가 많다.

'이온칼맥'을 섭취하는 사람들 중에서 부정맥이나 하지불안증후군을 가지고 있던 다수의 사람들이 자신도 모르는 사이에 증상이 개선되었다.

이런 점을 비추어 보면 이들 증상과 칼슘 및 마그네슘의 관련성은 부인할 수 없는 사실이라고 보아야 할 것이다.

칼슘의 부족이나 골밀도의 감소는 이석증과 이명의 원인

내이(안쪽 귀)에는 전정기관이 있는데, 그 속에는 칼슘 조각들이 들어 있다. 이 칼슘 조각들은 우리가 자세를 바꿀 때 전정기관에 연결된 세 반고리관으로 이동해 우리 신체가 얼마나 기울어졌는지, 누워 있는지, 서 있는지 등의 위치 정보를 판단해서 균형을 잡을 수 있도록 해 준다.

그런데 골밀도가 떨어지면 그 칼슘 조각들의 크기가 줄어들면서 세 반고리관으로 이동했던 조각들이 전정기관으로 빨리 돌아오지 않음 으로써 뇌에 잘못된 위치 정보가 전달되고, 이로 인해 어지럼증을 일 으키고 심하면 구토를 유발하기도 한다.

실제로 이석증이 있는 사람들에게 '이온칼맥'을 섭취하게 했을 때, 70% 이상의 사람들에게서 증상이 완화되는 효과가 확인되었다. 일부 연구에서도 골밀도 저하가 이석증과 관련이 있다는 점들을 고려하면 칼슘의 부족이나 골밀도 감소는 중요한 요인이라고 간주하기에 충분 하다고 판단된다.

그런데 더 재미있는 것은 이명 증으로 고생하는 사람들도 많은 수가 '이온칼맥'을 섭취하면서 자신도 모르는 사이에 이명증이 해소되었다는 많은 체험담이 있 었다는 것이다. 이런 점을 통해 서 보면 칼슘이 고막이나 청세포 의 정상적인 작용에 매우 중요한 요소가 아닐까 짐작 된다.

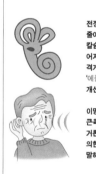

전정에 들어 있는 칼슘의 크기가 줄어들면 세반 고리관으로 올라간 칼슘이 내려 오지 못 하게 되어 어지러움과 이명 등의 불편함을 겪게 된다.
'에플리 이석교정술' 시행으로 개선되지만 재발이 잦다.

이명의 원인도 혈관성 당뇨, 근육 경련, 쇠니노 박힘 등이 거론되지만 결론적으로는 노환에 의한 청력 상실과 관련이 있다고 말해진다.

인체에서 칼슘의 역할

물론 이석증이나 이명증과 칼슘 및 골밀도 감소와의 상관관계는 앞으로 본격적인 연구가 필요하고, 해부학적으로도 어떤 변화가 발생하는지 구체적인 연구가 필요하다.

칼슘 부족은 우울증의 원인

많은 연구는 칼슘이 부족하면 우울증을 동반할 수 있다고 알려져 있다. 칼슘의 어떤 면이 우울증과 관련이 있는지는 분명치 않다. 다만 신경세포의 정상적인 작동은 칼슘과 그 칼슘의 흡수를 위해서 함께 섭취하는 비타민D, 그리고 근육과 신경을 이완시키는 마그네슘이 함께 작용할 것으로 생각된다.

칼슘은 체액을 중화하는 데 사용

인체의 정상적인 산도(pH)는 7.38이다.

우리 몸은 늘 신체의 균형을 맞추기 위해서 체액의 산도를 일정한 수준으로 유지하려는 경향이 있다. 노화, 과식, 과음, 흡연, 육체적 스트레스와 정신적 스트레스, 그리고 가공식품, 식품 첨가물, 정제식품(설탕, 흰

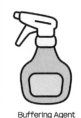

체액이 산성화 되면 몸에 염증을 일으키고 세포의 손상을 초래해 신체 전반에 걸쳐서 다양한 질병을 일으키는 원인이 되므로 우리 인체는 체액이 산성화 되면 즉각적으로 칼슘을 동원해서 체액을 중화시키기 때문에 뼈의 분해가 일어나고 이것이 장기화 되면 골다공증에 이르게 되는 중요한 요인이 된다.

Buffering Agent

인체에서 칼슘의 역할

쌀, 흰 밀가루, 빵) 섭취 등의 잘못된 생활습관은 체액을 산성화시킨다.

이렇게 몸이 산성화 되면 세포의 손상, 대사장애 등으로 당뇨, 고혈압, 고지혈증 등 성인병을 비롯하여 각종 질환의 원인이 된다. 인체는 이런 것을 막기 위해서 칼슘을 중화제로 사용하게 된다.

어쩌면 인체가 칼슘을 중화제로 사용하는 문제 때문에 평소에 필요한 만큼의 칼슘을 제대로 공급하지 않으면 뼈를 분해해서 그 칼슘을 사용하기 때문에 골밀도가 낮아지는 큰 원인이 된다고 할 수 있다.

칼슘은 예정된 세포의 죽음과 면역세포 활성에 중요

인체의 모든 세포는 정해진 세포의 생명주기에 따라 죽고 새롭게 태어난다. 이것을 '예정된 세포의 죽음programmed cell death'이라고 부른다. 이 예정된 세포의 죽음 혹은 '세포 자멸사apoptosis'라는 작용은 바로 칼슘 없이는 이루어지지 않는다. 게다가 외부에서 들어온 적을 공격하여 잡아먹는 대식세포의 활동에도 중요한 역할을 한다는 점에서 칼슘 부족은 건강한 세포의 재생을 방해하고 바이러스를 비롯한 외부의 독성 물질을 제거하는 면역 기능을 떨어뜨리기 때문에 적절한 혈중칼슘 농도의 관리와 골밀도 관리는 기본적인 건강 유지에 필수 불가결한 조건이 된다.

칼슘이 부족하면 유방암과 대장암의 원인이 된다

칼슘 부족이 대장암과 유방암을 비롯한 일부 암의 원인이 된다는 연구들이 많이 있다. 하지만 유방암의 경우, 유방에 석회화가 진행되면 이것이 암으로 발전할 수 있다고 해서 의료계의 많은 사람들이 석회화가 관찰되는 여성들에게 칼슘의 섭취를 제한한다거나 심혈관계질환이 있는 사람들은 무조건 칼슘 섭취를 해서는 안 된다고 권고되고 있는 것은 매우 안타까운 일이 아닐 수 없다.

사실 석회화의 원인은 칼슘이 아니라 세포의 손상이나 염증이 가장 중요한 이유라는 것은 미국 하버드 의대Harvard Medical School나 클리브랜드 클리닉Cleveland Clinic의 자료만 보더라도 분명한 사실이다. 그럼에도 불구하고 이런 진료를 하는 것은 의료계에서도 새롭게 확립된 이론에 대해 잘 업데이트하고 그것을 환자 진료에 제대로 반영할 수 있도록 하는 노력이 필요하다고 할 것이다.

생명 유지를 위한
칼슘 항상성

인체는 순간순간 칼슘을 필요로 한다.
인체에서 소요되는 칼슘을 정상적으로
공급하기 위해서 인체는 혈액 내의 칼슘이
늘 일정한 농도를 유지하도록 작동하고 있다.

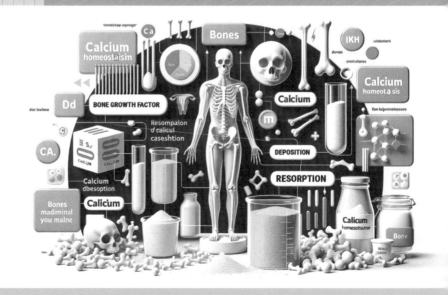

우리는 칼슘이 단순히 치아나 골격을 형성하는 데 목적이 있다고 생각하지만 우리 인체의 모든 세포들은 매 순간 칼슘을 필요로 한다. 칼슘대사는 근육세포, 신경세포를 비롯한 모든 세포의 정상적인 작동에 반드시 있어야 하는 물질이다. 이렇듯 인체의 각종 장기에서 필요한 칼슘이 부족해지면 생명활동을 유지할 수 없기 때문에 이것을 충당하기 위해서 혈액 내 칼슘의 이동을 조절하는 과정을 칼슘대사라고 할 수 있다.

이런 면에서 뼈는 단순히 골격과 치아를 형성하는 데만 의미가 있는 것이 아니라 칼슘이 부족할 때 빨리 꺼내 쓸 수 있는 체내의 칼슘 저장소라고 평가하는 것이 더 옳다.

칼슘대사의 목표는 뼈를 튼튼하게 하는 것이 아니다

칼슘대사의 궁극적인 목표는 뼈를 튼튼하게 하기 위한 것이라기보다는 '혈액 내에 칼슘이 일정한 농도를 유지'하도록 하기 위한 것이고, 뼈가 튼튼해지는 것은 그 과정이 정상적으로 진행된 결과라고 할 수 있다. 칼슘대사의 최고 사령관은 뇌하수체의 시상하부이다. 시상하부에서 혈중칼슘 농도를 감지해 이 농도를 일정하게 유지하게 하는 데는 부갑상선호르몬PTH, Parathyroid hormone과 칼시토닌Calcitonin 호르몬이 중요한 역할을 한다.

인체의 목 부분에 있는 갑상선에서는 칼시토닌 호르몬을 분비해 혈중칼슘 농도를 낮추고 갑상선의 뒷부분에 있는 부갑상선에서는 부갑상선호르몬을 분비해 혈중칼슘 농도를 높이게 된다. 그래서 갑상선과 부갑상선은 칼슘대사에 있어서 부사령관 같은 위치에 있다고 할 만큼 갑상선의 존재는 매우 중요하다.

혈중 칼슘 농도가 낮을 때

만약 혈중칼슘 농도가 기준치보다 낮아지면 뇌하수체는 부갑상선호르몬PTH을 분비한다. 부갑상선호르몬이 분비되면 간에 보관되어 있는 비타민D3를 신장으로 보내서 활성형 비타민D인 '1,25-다이하이드록시콜레칼시페롤1,25-dihydroxycholecalciferol'로 바꾸게 된다.

이렇게 비타민D가 활성화 되면 두 가지 일이 발생하는데, 그것은 소화기 내에 들어 있는 칼슘을 혈액으로 이동시키고, 신장에서 배출하려고 하던 칼슘을 회수해 혈액으로 보냄으로써 혈중칼슘 농도를 빠르게 높이는 일을 하게 된다.

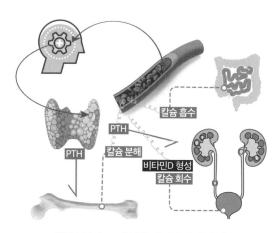

혈중 칼슘 농도가 낮을 때 칼슘의 체내 이동

혈중칼슘 농도가 높을 때

만약 혈중칼슘 농도가 기준치보다 높아지면 뇌하수체는 갑상선에서 칼시토닌Calcitonin 호르몬을 분비하게 된다. 칼시토닌이 분비되면 부갑상선호르몬은 분비되지 않게 되기 때문에 비타민D도 활성형으로 바뀌지 않게 되므로 자연스럽게 칼슘이 혈액 내로 이동하는 것이 중단된다.

이때 혈액 내에 존재하는 여분의 칼슘은 오스테오칼신Osteocalcin 호르몬에 의해서 조골세포Osteoblasts가 작동함으로써 새로운 뼈로 디파짓이 되게 된다. 이것을 뼈의 미네랄화mineralization가 촉진된다고 말한다.

최근 연구에 의하면 이때 비타민K2도 뼈의 미네랄화를 촉진하여 칼슘이 뼈로 형성되도록 하는 데 기여하는 것으로 알려져 있다.

더 자세한 내용은 뒤에서 다루기로 한다.

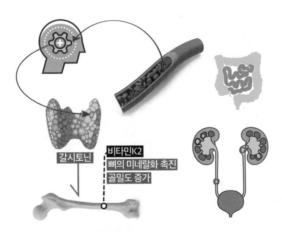

혈중 칼슘 농도가 높을 때 칼슘의 체내 이동

혈액 속에 늘 일정 농도의
칼슘이 존재하는 이유

무엇인가가 늘 일정한 양만큼 필요하다는 뜻은
그것이 그만큼 중요하다는 뜻이다.
인체에서의 칼슘 항상성은
칼슘이 인체에서 왜 필요한지를 잘 설명해 준다.

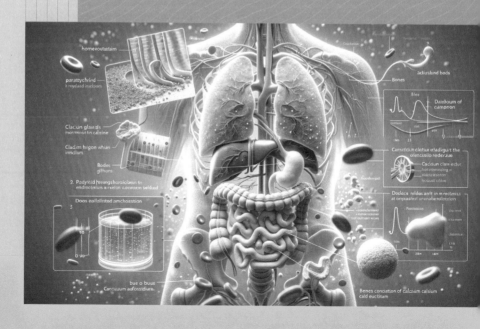

뼈는 살아 있는 칼슘의 창고

이 챕터는 앞에서도 일부 언급한 내용이라 중복된 감이 없지 않지만 우리가 평소에 칼슘을 제대로 공급하고 골밀도를 정상적으로 유지하는 노력을 기울여야 하는 중요한 이유를 다루는 것이기 때문에 복습하는 기분으로 다시 읽어 보기를 권한다.

우리는 보통 칼슘은 뼈를 위해서 필요한 것이라고 생각한다. 이런 잘못된 생각이 칼슘보충제만 섭취하면 골밀도가 올라갈 것이라는 잘못된 해결책을 만들어 내게 되고, 뼈는 딱딱하고 변하지 않을 것이라는 막연한 생각이 뼈가 어떻게 만들어지고 관리되는지에 대한, 체내에서 자연스럽게 일어나야 할 뼈 대사 메커니즘을 호도하는 '나쁜 치료법'을 양산해 골다공증환자들에게 실질적인 도움을 주기보다는 오히려 많은 부작용과 시간, 비용을 낭비하게 하는 것은 물론 정신적인 공황 상태까지 만들고 있는 현실이 안타깝다.

사실 칼슘이 인체에서 하는 역할을 하나하나 살펴보면 칼슘이 왜 인체에 늘 일정한 레벨로 유지되어야 하는지를 깨닫게 되고, 조물주가 그것 때문에 뼈를 만들고 그 속에 칼슘을 저장해 두었다는 놀라운 섭리를 깨닫게 된다. 다시 말해서 '뼈 때문에 칼슘이 존재하는 것'이 아니라 '칼슘 때문에 뼈가 존재한다'고 보는 것이 더 합리적인 생각이라는 것이다.

칼슘이 인간을 쉽게 죽을 수 없게 만든다

칼슘의 중요한 역할 중 하나는 인체의 모든 근육의 수축에 관여한다는 것이다. 칼슘이 없다면 심장근육을 수축할 수 없어서 혈액을 전신으로 공급할 수 없게 된다. 그런 일이 일어난다면 산소와 영양소의 공급이 차단되기 때문에 칼슘의 존재는 생명 유지에 치명적인 요소가 된다.

게다가 칼슘이 없다면 우리가 움직일 수 없으니 걸을 수도 없게 되고, 입 근육이나 혀 근육이 움직이지 못하게 되니 말을 할 수도 없을 것이고, 허파가 움직일 수 없으니 숨을 쉴 수도 없게 되며, 다른 내장 근육도 움직일 수 없으니 음식물을 삼킬 수도, 소화를 시킬 수도 없게 될 것이다.

게다가 심장은 자율신경에 의해서 조절되는 장기로 인간이 의식적으로 작동되지 않도록 되어 있다. 우리는 당연한 것으로 생각하지만 이것도 조물주의 탁월한 선택이라고 할 수 있다. 왜냐면 만약 심장을 우리 마음대로 뛰고 멈추게 할 수 있다면 세상에는 하루에도 수많은 사람들이 손쉽게 자살하는 일이 벌어질 것이 때문이다.

칼슘 없이 인간이 할 수 있는 일은 아무것도 없다

뇌의 중요한 기능은 신체 각 부분으로부터 정보를 수집하고 그 정보를 판단해서 명령을 내리는 일이다. 물론 사람이 의식적으로 할 수 있는 정보의 교환도 있고 사람이 의도하지 않더라도 자연적으로 일어나는 정보 교환도 있다.

의식적인 정보 교환이라 함은 눈으로 보거나 만지는 촉감, 냄새 등의 정보를 받아들여 상황을 인식하고 판단해서 어떤 행동을 해야 할지를 결정해서 행동을 하게 하는 일련의 과정을 말한다.

반면에 무의식적인 정보 교환이라 함은 우리가 의식하지 않고도 행해지는 호흡이라든가 심장의 박동, 체온의 유지, 장의 연동운동 등과 같이 우리 스스로 의식적으로 명령하는 과정이 없음에도 몸이 알아서 자연스럽게 만들어 내는 신체활동의 전 과정에서 이루어지는 모든 정보 교환을 의미한다.

칼슘은 제2의 메신저라고 해서 신경세포가 정보를 전달하는 데 매우 중요한 역할을 한다. 만약 칼슘이 없다면 뇌로부터 나가는 정보도, 뇌로 들어오는 정보도 모두 전달될 수 없다. 따라서 칼슘이 없다면 우리의 두뇌 활동이 불가능하게 되므로 생명유지 자체가 불가능하게 될 것이다.

칼슘은 당연히 체격을 유지하고 치아를 구성하는 주요 성분이지만 그 이외에도 수면의 질과 수면시간, 혈액의 응고, 호르몬의 생성, 미토콘드리아의 에너지 생성, 예정된 세포의 죽음programmed cell death, 세포 자멸사apoptosis, 이석증, 이명, 부정맥, 하지불안증후군 등을 비롯해서 이루 열거할 수 없을 만큼 많은 일에 관여를 하고 있다.

자라를 보고 놀란 가슴 솥뚜껑 보고도 놀란다

그야말로 '열일을 하는 영양소-칼슘'이 없다면 인간은 단 1초도 생명을 유지할 수 없다고 해도 과언이 아니다. 그런 이유로 인체는 늘 일정 농도9.5mg/dL의 칼슘을 혈액 속에 유지하도록 조절하고 있다. 이것이 바로 '칼슘'이라는 미네랄을 단순히 뼈의 구성 요소나 체격과 치아를 유지하는 데 필요한 것이라고 생각해서는 안 되는 분명한 이유이다.

이런 점을 돌아보면 심혈관계질환이나 신장질환, 또는 결석이 있는 사람들에게 무조건적으로 칼슘이나 비타민D의 섭취를 중단하라는 권고를 하는 것은 "자라를 보고 놀란 가슴, 솥뚜껑 보고도 놀란다"는 속담처럼 눈에 보이는 것만 보고 그 뒤에 숨겨져 있는 심오한 원리를 간과해서 결과적으로는 환자의 건강을 더욱 악화시킬 수도 있다는 것이다.

내가 만나 본 신장 투석 환자들 중에는 주치의의 경고에도 불구하고, 조심스럽게 부족되는 영양소의 공급을 한 사람들이 신장 기능도 개선되고 전체적인 건강도 향상되어 만족한다고 보고하는 분들을 얼마든지 만날 수 있다. 또 그런 분들 중에는 자신의 개선된 검사 결과지를 보내 주면서 그 개선 과정과 결과를 확인시켜 주는 분들까지 있다.

나는 고혈압 약, 고지혈증 약, 당뇨 약을 처방하는 의사나 신장 기능이 저하된 환자를 치료하는 많은 의료진들이 이런 점을 잘 고려해서 고혈압, 고지혈증, 당뇨, 신장기능 저하 등의 진짜 원인이 무엇인지를 파악하고 그것을 제거하는 데 더 많은 관심을 가져 주기를 희망한다.

혈액 속에는
세 가지 종류의
칼슘이 있다

사람들은 혈액 속에 세 가지 종류의
칼슘이 있다는 사실을 잘 모르고 있다.
그래서 이온화칼슘이 얼마나 중요한지도 모른다.

우리가 혈중칼슘 농도를 이야기할 때 말하는 칼슘은 구체적으로 혈액 속에 들어 있는 칼슘의 종류를 가리지 않고 총 칼슘 농도를 의미한다.

핏속에 존재하는 세 가지 종류의 칼슘과 그 역할

이온화 칼슘

이것은 신체 내에서 근육수축, 신경전달 및 혈액응고와 같은 중요한 생리적 기능을 수행하기 위해 자유롭게 활용 가능한 활성칼슘 형태인데, 이온화 칼슘은 혈액 내 총 칼슘의 약 50%를 차지한다. 중요한 것은 이온화 칼슘만이 세포의 이온채널을 통과할 수 있기 때문에 혈액 내 이온화 칼슘의 비율과 양은 골밀도는 물론 건강 전반에 있어서 매우 중요한 수치이다.

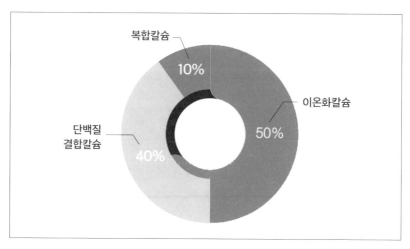

혈액 속에 존재하는 3가지 칼슘

단백질 결합칼슘

이것은 혈액 단백질(알부민 등)에 결합된 칼슘이다. 단백질 결합칼슘은 비활성 상태로 신체 내에서 생리적 기능을 수행할 수 없다. 단백질 결합칼슘은 혈액 내 총 칼슘의 약 40%를 차지한다. 단백질 결합칼슘은 칼슘 저장소로 작용한다.

복합칼슘

이것은 시트르산, 인산 또는 탄산염과 같은 다른 음이온에 결합된 칼슘이다. 복합칼슘 또한 비활성 상태로 신체 내에서 생리적 기능을 수행할 수 없다. 복합칼슘은 혈액 내 총 칼슘의 약 10%를 차지하는데, 복합칼슘은 신체의 산-염기 균형을 조절하는 데 사용될 수 있어 체액이 산성화 되었을 때 중화제로 사용된다. 그런데 혈액에 존재하는 대부분의 복합칼슘은 인산칼슘으로 알려져 있다.

결론적으로 골다공증환자는 물론이고 건강한 사람들조차도 건강을 지키기 위해서는 이온화 칼슘과 총 칼슘의 비율을 잘 관찰하고 관리하는 것이 중요하다.

혈중칼슘 농도와
이온화칼슘 농도

이온화칼슘 수치가 너무 높거나 낮으면
기저에 있는 의료질환 상태를 나타낼 수 있다.

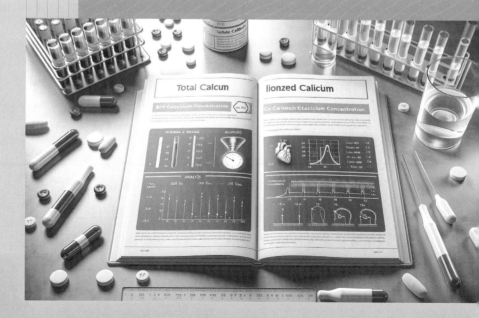

혈중칼슘 농도 테스트의 의미와 기준

혈청칼슘 수준 검사는 혈액 내에 존재하는 칼슘의 종류에 상관없이 칼슘의 총량을 측정하는 혈액검사이다.

칼슘은 근육기능, 신경전달 및 뼈 건강을 포함한 많은 신체기능에 필수적이기 때문에 이 검사는 부갑상선기능 문제, 골질환, 신장질환 및 비타민D 결핍과 같은 다양한 의료 상황을 진단하는 데 도움을 줄 수 있다.

성인의 혈청칼슘 수준의 정상범위는 8.5-10.5mg/dL 또는 2.15-2.62mmoll/L인데, 이 범위는 시험을 수행하는 실험실 및 환자의 연령에 따라 약간 다를 수 있다. 하지만 뼈 미네랄 밀도를 향상시키기 위해서는 수치가 9.5mg/dL 또는 2.4mmol/L 이상이어야 한다.

칼슘 수준이 너무 높거나(과칼슘혈증) 너무 낮으면(저칼슘혈증), 기저에 있는 의료질환 상태를 나타낼 수 있다. 예를 들어, 과칼슘혈증은 과도하게 활성화된 부갑상선, 특정 유형의 암, 비타민D 중독에 의해 발생할 수 있다.

혈중 이온화 칼슘 농도 테스트의 의미와 기준

혈청 이온화 칼슘 수준 검사는 혈액 내 이온화 칼슘의 양을 측정하는 혈액검사이다. 이온화 칼슘은 신체에서 중요한 생리적 기능을 수행하기 위해 자유롭게 활용 가능한 활성 칼슘이다. 이 검사는 이온화 및 결합된 칼슘을 포함한 혈액 내 총 칼슘 양을 측정하는 총 혈청칼슘 수

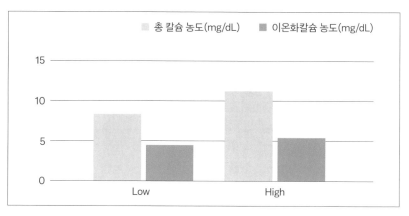

총 칼슘 농도(mg/dL)　　이온화칼슘 농도(mg/dL)

혈중 이온화칼슘 농도

준 검사와는 다르다.

혈청 이온화 칼슘 수준 검사는 칼슘대사와 관련된 의료 상황을 진단하고 모니터링 하는 데 도움을 주는 것을 목표로 한다. 이런 질환에는 부갑상선 기능 항진증, 부갑상선 기능 감소증, 신장기능부전 및 특정 유형의 암 등이 포함되며, 이 검사는 또한 이러한 상태의 치료효과를 평가하는 데에도 사용될 수 있다.

성인의 혈청 이온화 칼슘 수준의 정상범위는 일반적으로 4.65에서 5.28mg/dL 또는 1.16에서 1.32mmol/L 사이이다. 하지만 뼈 미네랄 밀도를 향상시키기 위해서는 수치가 4.8mg/dL 또는 1.2mmol/L 이상이어야 한다.

이온화 칼슘 수치가 너무 높거나 낮으면 기저에 있는 의료진환 상태를 나타낼 수 있다. 예를 들어 저칼슘혈증인 경우, 즉 낮은 이온화 칼슘 수준은 부갑상선 기능저하증, 비타민D 결핍 및 특정 약물에 의해 발생할 수 있고, 과칼슘혈증인 경우, 즉 높은 이온화 칼슘 수준은 부갑상선 기능항진증, 암 및 특정 약물로 인해 발생할 수 있다..

이온화칼슘,
넌 도대체 누구니?

이 챕터 역시 앞에서 다룬 적이 있어서 좀 중복되는
감이 있지만 '이온화칼슘'의 의미를 제대로 이해하는
것이 골밀도 극복에서도 매우 중요한 요소가
되기 때문에 복습하는 의미로 다시 공부하기 바란다.

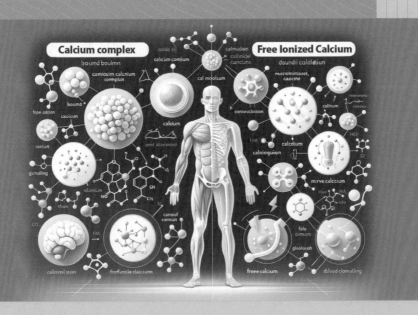

기본적으로 혈액 속에는 '칼슘 이온'과 무엇인가가 붙어 있는 '결합칼슘calcium complex'과 '칼슘 이온'이 다른 것과 붙어 있지 않은 '자유칼슘free calcium'이 각각 50%씩 존재하는 것이 정상이다.

'자유칼슘'은 '엘레멘탈 칼슘elemental calcium' 혹은 '이온화 칼슘ionized calcium'이라고도 부른다.

그런데 혈액 속에 들어 있는 '결합칼슘'은 다시 '단백질 결합칼슘protein bound calcium'과 일반적인 '결합칼슘'의 두 가지로 나뉜다.(Source UCLA Health)

혈액 내 각 칼슘의 종류에 따른 역할

이온화 칼슘 : 혈액 내에서 발견되는 생리적으로 활성화된 칼슘의 형태로 근육수축, 신경전달 및 혈액응고와 같은 다양한 세포 기능에 직접적으로 영향을 미치는 매우 중요한 형태의 칼슘이다.

단백질 결합칼슘 : 이 형태의 칼슘은 혈액 내 단백질, 예를 들어 알부민에 결합되어 있다. 이것은 혈액 내 칼슘의 40%를 차지한다. 단백질 결합칼슘은 생물학적으로 비활성화 된 상태로 실제로 세포에서 사용할 수 있는 상태는 아니며, 주로 산성화 된 체액이 중화에 사용된다.

결합칼슘 : 이 형태의 칼슘은 혈액 내 다른 이온, 예를 들어 인산염 및 탄산염에 결합되어 있으며, 혈액 내 칼슘의 10%를 차지한다. 이것 또한 생물학적으로 비활성화 된 상태로 실제로 세포에서 사용할 수

있는 상태는 아니며, 단지 칼슘의 저장소로 작용한다.

혈액 내의 이온화 칼슘이 하는 중요한 역할

- **근육수축** : 칼슘 이온은 근육수축에 필수적이며, 이는 심장근육 수축을
   포함한다.
- **신경전달** : 칼슘 이온은 체내에서 신경신호를 전달하는 데 중요한 역할
   을 한다.
- **혈액응고** : 칼슘 이온은 혈액응고 과정인 응고 카스케이드_{cascade}에 참여
   한다.
- **효소반응** : 칼슘 이온은 에너지대사를 포함하는 몸의 다양한 효소반응에
   참여한다.

혈중칼슘 속에는 반드시 50%의 이온화 칼슘이 필요하다

혈액 내에 들어 있는 이 세 가지의 칼슘 비율은 이온화 칼슘이 50%, 단백질 결합칼슘이 40%, 기타 결합칼슘이 10%인 것이 정상으로 알려져 있다. 혈액 내에 50%의 이온화 칼슘이 필요한 이유는 인체에서 칼슘이 사용될 때는 모든 세포 레벨에서 세포의 '칼슘 이온채널calcium ion channel'을 통과해야 하기 때문이다. 즉 바로 그 칼슘 채널을 통과할 수 있는 상태의 이온화 칼슘이 늘 필요하다. 그것은 혈액 속에 이온화 칼슘이 아닌 단백질 결합칼슘이나 일반 결합칼슘이 아무리 많아도 세포

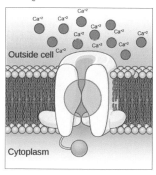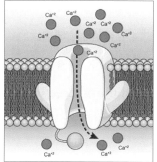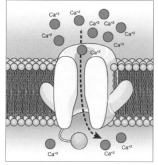

그림의 왼쪽은 칼슘 이온 채널이 닫혀 있는 상태이고 중간 그림은 칼슘 이온 채널이 열려서 칼슘 이온이 세포 안으로 들어가는 상태이다. 오른쪽 그림은 세포 내 칼슘 이온이 충족 되었을 때 칼슘 이온 채널이 문을 닫아서 더 이상 칼슘 이온이 들어오지 못하게 하는 상태를 보여 준다.

의 칼슘 이온채널을 통과할 수 없기 때문이다.

'이온화 칼슘의 중요성'에 대해 아무리 설명해도 잘 이해를 하지 못하는 경우가 많지만 위 그림을 보면 칼슘과 같은 미네랄은 결합칼슘의 형태로는 세포의 칼슘 이온채널을 통과하지 못 하기 때문에 무용지물이 될 것이라는 것을 쉽게 이해할 수 있을 것이다.

그런 의미에서 1991년도 노벨 생리학·의학상을 수상한 독일의 생리학자 어윈 네허Dr. Erwin Neher와 세포생리학자인 벌트 새크먼Dr. Bert Sakmann의 발견은 위대하다고 하지 않을 수 없다. 그들은 세포에는 각각의 이온들이 드나드는 '싱글 이온채널single ion channel'이 있다는 사실을 증명했다. 이것은 다시 말해서 칼슘과 같은 미네랄이 인체에서 제대로 사용되려면 세포의 이온채널을 통과해야 한다는 것이고, 골다공증환자와 같은 경우에는 더욱이 혈중 '이온화 칼슘'의 농도를 바로 높여 줄 수 있는 칼슘을 섭취해야 한다.

근래에는 일반 병원에서도 혈중 이온화 칼슘 농도의 확인을 요청할 수 있는데, '적정 혈중 이온화 칼슘 농도'는 1.2mmol/L이고 이것을 밀리그램 단위로 환산하면 4.8mg/dL가 된다.

결국 혈액 내 총 칼슘 농도의 기준치인 9.5mg/dL의 50%에 해당하는 4.8mg/dL 1.2 mmol/L 이상의 이온화 칼슘이 있어야 한다는 뜻이다.

그런데 골다공증환자들의 '혈중 이온화 칼슘 농도'를 측정해 보면 대부분 이 기준에 미달하는 것을 볼 수 있다.

체내의 이온화 칼슘 수요를 감당하지 못 해서 뼈를 분해하는 일을 만들지 않게 하기 위해서라도 혈중 이온화 칼슘 농도를 바로 높여 줄 수 있는, 이온화가 용이한 칼슘의 섭취는 매우 중요하다.

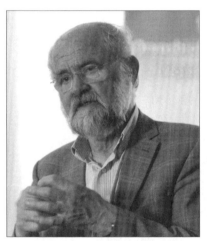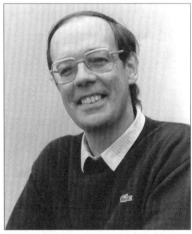

1991년도 노벨 생리학·의학상을 공동 수상한
어윈 네허 (Erwin Neher)와 벌트 새크먼 (Bert Sakmann)

칼슘과 마그네슘은
커플 미네랄

칼슘과 마그네슘이 함께 존재해야 하는
많은 이유가 있지만 그것을 제대로 알고 있는
사람들은 많지 않다.

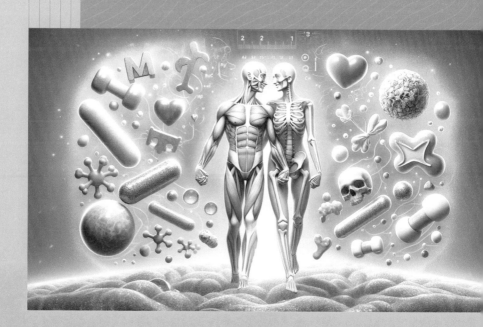

칼슘은 수축 미네랄이고 마그네슘은 이완 미네랄이다

사람들은 골다공증에 걸릴 경우, 그저 칼슘만 섭취하면 골밀도가 높아질 것이라고 생각한다. 하지만 설혹 위장 기능이 좋은 사람들이라도 단지 칼슘을 보충하는 것만으로 골밀도가 높아지지는 않는다. 게다가 결석이 잘 생기는 체질이라면 더욱 그렇다.

칼슘이 근육을 수축시키는 작용을 한다는 것 정도는 많은 사람들이 알고 있다. 여기서 '근육'이라고 하면 겉으로 보이고 만져지는 뼈에 붙어 있는 근육만을 생각하는 경우가 많다. 하지만 인체에는 내장근육도 있고, 심지어는 혈관도 뼈 근육과 비슷한 특성을 가지고 있다는 것까지 알고 있는 사람들은 많지 않다.

인체 어느 부위가 되었든 수축을 하기 위해서는 칼슘 이온의 도움이 필요하다. 그런데 수축이라는 것이 단순히 근육을 잡아당기기만 하는 것이 아니라 딱딱하게 만들기도 한다. 심하면 쥐가 날 때처럼 근육의 경직 상태도 일어날 수 있고, 심장근육이 불규칙적으로 빠르게 수축해서 심방세동과 같은 부정맥을 만들기도 한다.

이럴 때 잡아당긴 근육을 제자리로 돌려놓기 위해서는 이완이라는 과정이 필요하다. 근육의 이완을 위해서 인체는 마그네슘을 사용한다. 그래서 인체 각 부위의 기능이 부드럽고 유기적으로 진행되도록 하기 위해서는 반드시 칼슘을 보충할 때 적절한 분량의 마그네슘을 함께 섭취하는 것이 필요하다.

마그네슘은 칼슘 섭취의 안전장치

마그네슘의 이완작용은 칼슘의 수축작용을 보완하는 기능을 하기 때문에 칼슘 섭취로 발생할 수 있는 결석, 경직, 부정맥 등의 문제를 보완하는 안전장치로서 매우 중요하다.

그렇다면 "칼슘제를 섭취할 때 마그네슘은 얼마나 많은 양을 섭취하는 것이 좋을까?" 라는 의문을 갖는 것은 아주 자연스러운 일이라 할 것이다.

칼슘과 마그네슘의 적정 비율에 대한 의견은 매우 다양한데, 일반적으로 용인되는 칼슘과 마그네슘의 비율은 약 2:1이다. 칼슘의 양이 100이라면 마그네슘의 양이 50 정도의 비율로 섭취해야 한다는 것이다. 사실 이 비율을 처음으로 창안한 사람은 이것은 프랑스 과학자 쟝 둘락Dr. Jean Durlach인데, 나와 닥터 건더슨이 함께 해온 지난 20년에 걸친 실험에서 우리는 그 비율에 큰 무리가 없다는 것을 확인했다.

게다가 마그네슘은 우리가 칼슘을 섭취할 때 걱정하게 되는 칼슘의 침착을 방지하는 작용도 가지고 있다. 그 이유는 칼슘과 마그네슘은 서로 '균형과 억제'라는 방법으로 관리하는 길항제이기 때문이다.

이러한 칼슘과 마그네슘의 상호견제 및 보충작용이 부정맥이나 밤에 자다가 많이 겪게 되는 쥐가 나는 현상을 방지해 주는 것이라고 이해할 수 있다.

불면증과
칼슘의 관계

수면은 지구상의 대부분의 동물들이
공유하는 진화적으로 보존된 형질이다.
제대로 잠을 자지 못 하고 장시간의 깨어 있게 되면
수면 필요성 또는 수면 압력 증가로 이어진다.

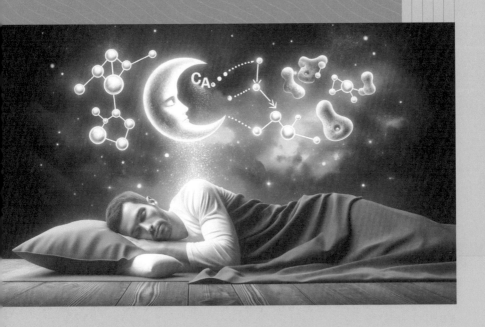

수면 부족이 인체에 미치는 영향

인간의 생명활동을 위해서 중요한 수면의 부족은 다음과 같은 다양한 건강 문제를 유발할 수 있다.

- **인지기능 저하** : 수면 부족은 기억력, 학습 능력, 판단력 및 집중력을 감소시킬 수 있다.
- **신체건강 문제** : 만성적인 수면 부족은 심혈관질환, 비만, 당뇨병 및 기타 대사증후군의 위험을 증가시킬 수 있다.
- **정신건강 문제** : 수면 부족은 우울증, 불안증, 스트레스증후군 및 기타 정신건강 이상의 위험을 증가시킬 수 있다.
- **면역기능 저하** : 충분한 수면을 얻지 못 하면 면역기능이 약화되어 감염에 노출될 위험이 높아진다.

적절한 수면이 꼭 필요한 다섯 가지 이유

수면은 인체에서 다양한 종류의 중요한 생리적 작용이 일어나는 시간으로 수면 중에 일어나는 중요한 일 5가지는 다음과 같다.

신체의 회복 및 재생 : 수면 중에 신체는 손상된 세포를 수리하고 조직을 재생하는 과정을 진행하며 면역 체계가 활성화되어 감염과 싸우고, 상처를 치료한다.

뇌의 기억과 학습 강화 : 수면 중에 뇌는 기억을 정리하고 저장하는 데 도움을 주며 새로운 정보를 학습하고 기억에 고정하는 과정도 수면 중에 일어난다.

호르몬분비 균형 : 수면 중에 호르몬의 분비와 균형이 조절되는데 특히, 성장호르몬, 갑상선호르몬, 레프틴과 같은 호르몬들은 수면 중에 조절되며, 이것들은 성장, 대사 및 식욕을 조절하는 데 중요한 역할을 한다.

정서적 안정화 : 수면은 정서적 안정화와 관련이 있다. 충분한 수면을 취하지 않으면 스트레스, 불안, 우울증과 같은 정신건강 문제가 발생할 수 있다.

체온 및 대사 조절 : 수면 중에 체온이 조절되며, 이것은 대사율에 영향을 미친다. 또한 수면 중에는 지방 대사와 혈당 조절이 이루어지므로 비만, 고혈당, 고지혈증 등도 수면 부족이 한 원인이 될 수도 있다.

불면의 원인과 칼슘과 마그네슘의 영향

불면의 원인은 다양하며 스트레스, 불안, 우려, 신체적 질환, 약물 남용 등이 그 중 일부로 알려져 있다. 하지만 수면이나 불면의 정확한 메커니즘은 여전히 인간이 깊이 탐구해야 할 영역으로 남아 있다.

수면에 관한 다양한 연구들 중에는 미네랄과 수면 간의 관계에 대한 것들도 많이 있다. 이럴 때 가장 주목 받는 미네랄로는 칼슘과 마그네슘이 있다.

이들이 수면과 밀접한 관계가 있을 수밖에 없는 이유는 칼슘은 신경기능과 근육이완에 관여하며, 마그네슘은 긴장 완화와 스트레스 관리에 중요하기 때문이다.

수면 연구에 정통한 옥스포드대학교 허트포드 칼리지Hertford College, University of Oxford의 히로키 우에다Hiroki Ueda 교수는 2016년에 세계 최초로 수면을 촉진하는 키나제를 발견하였는데, 그는 이 연구에서 수면을 규제하는 데는 칼슘Ca2+에 의존하는 신경세포의 전위potential의 차이가 매우 중요한 영향을 준다는 것을 밝혀냈다.

그는 2018년에 발표된 계속된 연구에서 수면 시간을 결정하는 여러 가지의 비분비 단백질이 있다는 것을 밝혀냈는데, 이 연구에서 확인된 유전자들이 정신질환 및 신경발달장애와 같은 질병과도 밀접한 관련이 있다고 한다.

이 논문에서는 적절한 수면의 조절은 칼슘Ca2+에 의존적인 전기발생 경로에서 일어나며 이것은 칼슘이 '비 빠른 눈 움직임 수면', 즉 NREM 수면Non-Rapid Eye Movement Sleep과 '빠른 눈 움직임 수면', 즉 REM 수면Rapid Eye Movement Sleep'에 중요한 관련성을 수학적으로 규명하였다.

NREM 수면과 REM 수면

NREM 수면Non-Rapid Eye Movement Sleep은 '비 빠른 눈 움직임 수면'이라고 번역할 수 있는데, 수면 동안 눈이 빠르게 움직이지 않는 특성을 갖는다. 이것은 전형적으로 수면 사이클의 초기 단계에 나타난다.

이 수면 사이클은 1단계, 2단계, 3단계로 세부적으로 분류하기도 하는데, 2단계에서는 깊은 수면이 시작되는 단계로서 눈의 움직임이 없는 상태가 지속되면서 뇌파가 더욱 느리고 크게 나타나는 특성이 있다.

NREM 수면의 3단계에서는 수면이 더욱 깊은 단계로 이어지는데, 대부분의 근육 활동이 중단되고 뇌파도 더욱 느리고 크게 나타나게 된다. 이 단계에서는 잠이 매우 깊이 들어 있는 상태가 되어 휴식과 생체 복원이 진행된다고 할 수 있다.

이런 단계가 지나면 '눈 움직임이 빠른 수면' REM Rapid Eye Movement 수면으로 수면의 형태가 바뀌게 된다.

인간의 수면은 이렇듯 깊은 잠과 얕은 잠을 교대하면서 진행되는데, 숙면을 취하는 시간이 부족하면 수면을 취한다고 하더라도 늘 잠이 부족하다고 느끼게 된다.

CHAPTER 4

골다공증과 비타민

비타민D는 섭취량보다
혈중농도가 중요하다

골다공증에 걸리면 칼슘보충제와 함께
필수적으로 권장되는 비타민D가 있다.
하지만 대부분은 비타민D가 칼슘대사에서 하는
역할과 필요량 등에 대해서 제대로 알고 있지 못하다.

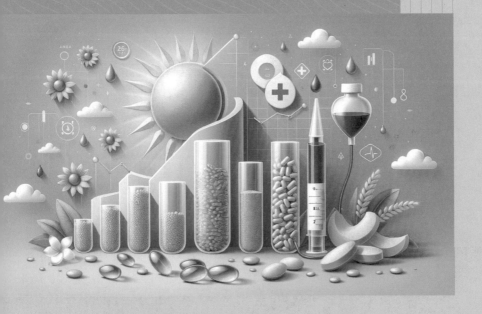

비타민D에도 종류가 있다

비타민D의 종류에는 크게 비타민D2(에르고 칼시페롤Ergocalciferol : 식물성)와 비타민D3(콜레칼시페롤Cholecalciferol : 동물성) 두 가지가 있다. 미국 보건성에서는 식물성인 D2보다는 동물성이 D3가 흡수율이 1.5배 높으므로 비타민D를 보충제로 섭취할 때는 비타민D3를 섭취하도록 권장하고 있다. 비타민D가 풍부한 음식으로는 계란, 동물의 간 등이 있다.

비타민D는 비타민이 아니라 호르몬이다

햇볕을 충분히 쬐면 '인체에서 비타민D가 만들어진다'는 것은 많이 알고 있다. 하지만 대부분의 사람들이 실제로 혈중 비타민D 농도 검사를 해보면 생각보다 매우 낮은 수치에 놀라게 된다. 그것은 아마도 실내생활이 많고, 야외활동을 하더라도 선크림과 같은 자외선 차단 화장품을 많이 쓰는 현대인들의 생활방식이 많은 영향을 미칠 것이다.

우리는 비타민D를 단순히 비타민이라고 생각하지만 사실 이것은 호르몬이다. 호르몬은 우리 몸에서 만들 수 있지만 비타민은 우리 몸에서 만들지 못 하는 물질이다. 비타민D는 인체가 스스로 만들 수 있는 물질이지만 잘 생성이 되지 않아 보충제로 섭취하는 것일 뿐이다.

인체가 비타민D를 만드는 방법은 태양 자외선UV-B이 피부에 있는 콜레스테롤을 비타민D3로 바꾸고, 이는 간과 신장으로 운반되어 활성형 비타민D로 전환되는 과정을 거친다.

비타민D의 첫 번째 정류장은 간이다. 간에 저장된 비타민 D3는 여분의 산소와 수소분자를 만나서 '25(OH)D25-하이드록시 비타민D'가 된다.

이것은 간에 저장되어 있다가 신장으로 보내져 활성형으로 바뀌게 되는데, 이 활성형 비타민D를 1,25(OH)D라고 한다.

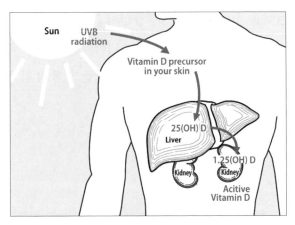

인체가 비타민D를 생성하는 방법

비타민D는 소화기 내의 칼슘을 혈액으로 보내는 일을 한다

비타민D는 몸이 칼슘과 인을 흡수하고 유지하도록 돕는 것으로 오랫동안 알려진 지용성 비타민이다. 또한 실험실 연구에 따르면 비타민D는 암세포 성장을 줄이고 감염을 조절하며 염증을 줄이는 데 도움이 되며, 항바이러스 기능도 있는 것으로 알려져서 면역을 강화하는 데도 매우 중요한 영양소로 간주되고 있다.

그런데 비타민D의 가장 중요한 역할은 아무래도 혈중칼슘 농도를 일정하게 유지할 수 있도록 소화기 내에 있는 칼슘을 혈액 내로 이동시키는 역할이라 할 것이다. 왜냐하면 혈중칼슘 농도가 부족하면 인체는 뼈를 분해하여 사용하게 되기 때문이다.

혈중 비타민D 농노가 낮아지면 이것을 뇌하수체에서 탐지하게 되고, 뇌하수체는 우리의 목 부분에 있는 갑상선의 뒤쪽에 있는 부갑상선에서 부갑상선호르몬Parathyroid Hormone을 분비하도록 해서 소장에 있는 칼슘을 혈액으로 보내는 한편 신장에서 소변으로 배출하려고 하던 칼슘을 회수해 혈액으로 들여보낸다. 이런 과정을 통해서 인체는 신속하게 혈중칼슘 농도를 유지할 수 있게 해 주는데, 이렇게 인체에서 칼슘 혈중 농도를 일정하게 유지하는 것을 칼슘 항상성Calcium Homeostasis이라고 한다.

골밀도와
면역력 향상을 위한
적정 비타민D 농도

면역을 강화하고 골밀도를 향상 시키기 위해서
유지해야 할 혈청 비타민D의 기준치는
반드시 바뀌어야 한다

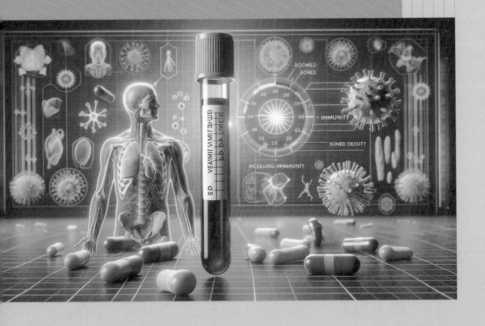

SEAN LEE의 골밀도와 면역력 향상을 위한 적정 비타민D 농도

비타민D 혈중농도가 얼마 정도가 좋은지에 대해서는 아직 과학적으로 분명한 결론이 나와 있지 않다. 미국 내분비학회를 중심으로 하는 학계에서는 30ng/mL(혈액 1밀리리터 속에 30나노 그램이 존재하는 정도)가 적정한 농도라고 이야기하고 있고, 기능의학을 전공으로 하는 사람들 사이에서는 100ng/mL가 더 좋은 수준이라고 주장되고 있다.

하지만 지난 20년간 골밀도를 개선하기 위해서 어떤 것들이 중요한 요소인지에 대해서 수많은 환자들과 함께 조사해 온 바에 따르면 30ng/mL 정도로는 골밀도를 원활

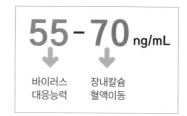

하게 상승시키지 못 한다는 결론에 도달했다. 이것은 바로 30ng/mL의 혈중 비타민D 농도로는 손실된 골세포를 복구할 만큼의 칼슘을 핏속으로 공급할 수 없다는 의미이다.

코로나 팬데믹 사태가 일어나고 비타민D에 대한 더 많은 연구가 이루어지면서 55ng/dL 정도의 혈중 비타민D 농도를 가진 사람들이 코로나 바이러스에 대한 저항력이 가장 크다는 것이 밝혀졌다.

나는 이것에 착안해서 2020년부터 환자들의 비타민D 혈중농도를 55-70ng/mL로 올리도록 권고했고, 그 권고를 제대로 실천한 많은 환자들의 혈중칼슘 농도 개선과 골밀도 개선효과가 더 높아지는 것을 확인할 수 있었다.

나의 혈중 비타민D 농도부터 검사하자

하지만 대부분의 환자들은 건강검진을 받아도 혈중 비타민D 농도를 모르는 경우가 대부분이었는데, 그 이유는 환자들이 요구하지 않으면 혈중 비타민D 농도를 검사해 주지 않기 때문이었다.

거기에 더해서 사람들은 자신의 비타민D 혈중농도가 얼마인지도 모른 채 비타민D를 하루에 1,000IU를 먹으면 된다거나, 2,000IU는 먹어야 된다거나, 5,000IU를 먹어야 한다는 권장섭취량에만 의존하고 있는 실정이었다.

자신의 비타민D 혈중농도가 얼마인가에 따라서 섭취해야 할 양은 당연히 달라져야 한다. 그럼에도 그런 문제를 아무도 중요하게 생각하고 설명하는 사람이 없다는 것은 아직 비타민D 혈중농도에 대한 분명한 기준이 설립되어 있지 않기 때문일 것이다.

자신의 혈중 비타민D 농도에 따른 비타민D 보충 방법

또 다른 문제는 혈중 비타민D 농도를 안다고 하더라도 얼마만큼의 비타민D를 섭취해야 55~70ng/mL 범위의 혈중농도를 만들 수 있는지에 대한 데이터도 없다는 것이다.

그래서 그동안의 연구 자료를 바탕으로 3개월 정도의 기간 내에 혈중 비타민D 농도를 55~70ng/mL 범위까지 올릴 수 있는 기준을 다음 표와 같이 제시했다.

비타민D 혈중농도	비타민D 보충 방법
~ 19ng/mL	비타민D3 하루 8천 IU x 6개월
20~ 35ng/mL	비타민D3 하루 8천 IU x 5개월
36 ~ 45ng/mL	비타민D3 하루 8천 IU x 3개월
44 ~ 55ng/mL	비타민D3 하루 4천 IU x 2개월
55 ~ 70ng/mL	비타민D3 하루 2천 IU x 계속

물론 같은 용량의 비타민D를 섭취해도 혈중농도가 동일하게 상승하는 것은 아니어서 사람마다 편차가 발생한다. 하지만 위와 같이 섭취했을 때 상한선 범위는 90ng/mL 정도여서 과다 섭취로 인한 비타민D 독성을 우려할 만한 150ng/mL에는 훨씬 미치지 못하는 수준으로 안전한 '혈중 비타민D 농도'의 범위에 들어가게 된다.

지금까지 그 누구도 '골밀도 향상을 위한 적정 비타민D 농도'나 자신의 혈중농도에 맞춘 비타민D 적정섭취량 기준을 제시하지 못하고 있다는 점에서 골밀도가 낮은 사람들이 하루라도 빨리 골밀도를 향상시키는 데 이 기준이 큰 역할을 할 것이라고 믿는다.

비타민D 때문에
불면에 시달리는 사람들

다른 약이나 건강식품처럼 비타민D도
언제, 어떻게 먹느냐가 중요한 문제가 된다.

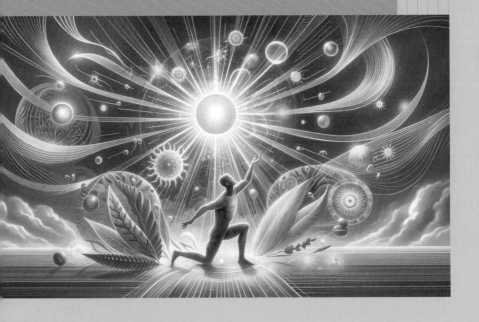

비타민D를 먹기 시작하고부터 밤에 잠들기가 힘들어졌다고 호소하는 사람들을 심심치 않게 만날 수 있다. 그래서 비타민D를 하루 중 어떤 시간대에 섭취하는지를 물어보면 대부분이 저녁시간에 먹었다고 대답한다.

이런 분들 대부분은 비타민D 섭취 시간을 저녁시간에서 아침시간으로 바꾸는 것만으로도 간단히 이런 문제가 해결된다. 이런 점을 보면 우리가 비타민이라고 부르는 이 영양성분이 호르몬이라는 것을 다시 한 번 생각하게 해 준다.

사람의 신체는 하루 24시간 동안 동일한 생체리듬을 가지고 있을 것 같지만 실상은 그렇지 않다. 잠에서 깨어나는 아침, 활동하는 낮, 그리고 잠을 이루는 밤 시간만을 생각해 보더라도 우리 몸은 그 시간대에 맞는 상태로 조절이 된다. 이런 생체리듬의 변화를 가능하게 하는 것이 바로 호르몬이다.

밤을 관장하는 멜라토닌 호르몬

멜라토닌은 체내의 시간조절 시스템인 생체리듬을 조절해 자연적인 수면-피곤함 패턴을 조정하는 데 중요한 역할을 한다.

멜라토닌은 주로 단순하게 '수면 호르몬'으로 알려져 있지만 그 역할은 더욱 복잡하며, 수면-각성주기와 연관된 신호를 관장하는 역할을 한다. 즉 아침에는 멜라토닌 수준이 낮아지고, 밤에는 상승하여 몸이 쉴 수 있도록 잠이 오도록 하는 일종의 '수면 시그널'로 작용한다.

그런데 이 멜라토닌의 분비는 빛의 양과 강도에 의해서 조절된다.

수면의 질을 향상시키려면 어두운 환경을 조성함으로써 멜라토닌 분비를 조절해야 한다. 이러한 이유로, 우리가 많이 사용하는 휴대폰이나 모니터의 블루라이트와 같은 인공조명은 밤에 멜라토닌 분비를 억제할 수 있어 수면에 장애를 준다.

또한 멜라토닌은 나이가 들어가면서 분비가 감소할 수 있어 잠을 제대로 잘 수 없는 노인들 사이에서 수면문제를 겪는 경우도 있는데, 이런 경우 멜라토닌 보조제가 수면장애 치료에 도움이 될 수 있다. 하지만 사람이 자연적으로 분비하는 멜라토닌과 합성 멜라토닌은 그 효과에 있어서 차이가 매우 큰 것으로 알려져 있다.

낮을 관장하는 여러 가지 호르몬

인체의 생체리듬에서 낮 동안의 변화를 관장하는 가장 중요한 호르몬에는 코티졸Cortisol, 아드레날린Adrenaline이라고 알려진 에피네프린Epinephrine 같은 것을 들 수 있다.

코티졸은 부신에서 분비되는 호르몬으로 아침에 높은 수준으로 분비되어 신체를 깨우고 각성 시킨다. 이 코티졸 호르몬은 스트레스 호르몬으로 부르기도 하는데, 이 호르몬을 무조건 나쁜 호르몬으로 생각할 필요는 없다. 이 호르몬은 혈당의 조절, 면역기능의 강화, 염증억제 등에도 다양한 생리적 기능을 조절하는 역할을 한다.

에피네프린 역시 부신Adrenal gland에서 분비되기 때문에 아드레날린이라는 이름으로 부르는 호르몬으로, 심장 박동수와 호흡을 증가시키고 혈액순환을 증가시켜 몸을 움직여 위험으로부터 피할 수 있도록 도와 주기 때문에 "전투 또는 도주" 반응을 유발하여 위기 상황에서 생존을 돕는 역할을 한다.

비타민D는 주로 피부가 자외선 B$_{UV-B}$를 흡수하면서 형성되며, 이것이 '태양광 비타민$_{Sunshine\ Vitamin}$'으로 불리는 이유이다.

주간에 주로 만들어지는 비타민D는 칼슘과 인의 흡수를 촉진하여 뼈와 치아의 건강을 유지하고 증진한다. 이러한 과정은 장에서 일어나며, 비타민D는 칼슘과 인이 장벽을 통과하여 혈액으로 흡수되는 것을 돕는다.

비타민 D는 또한 면역 시스템을 강화하고 염증을 억제하는 역할도 하는데, 면역세포의 활동을 조절함으로써 감염 및 질병에 대한 대응을 강화한다. 또한 최근 연구들은 비타민D가 다양한 세포와 조직에서 발현되는 수많은 유전자와 상호 작용하여 미생물 감염 및 만성질환과 관련된 여러 생리적 기능을 조절할 수 있음을 나타내고 있다.

요약하면, 주간에 주로 만들어지는 비타민D는 칼슘 및 인의 흡수 조절과 뼈 건강 유지뿐만 아니라 면역 시스템 강화 및 다양한 생리적 기능 조절에 중요한 역할을 한다는 것이고, 이런 특성으로 볼 때 낮 동안에 높아야 할 비타민D의 양이 밤 시간에 높아지면 당연히 수면에 방해가 될 것이다.

비타민D 주사를 맞을까,
알약을 먹을까?

비타민D를 섭취할 때 주사를 맞는 것이
간단하고 편하다고 생각하지만
효과는 생각과 많이 다르다.

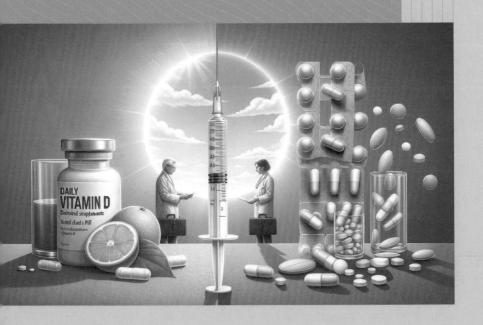

비타민D의 중요성이 강조되면서 그동안 약국이나 온라인에서 알약 형태로 섭취하던 비타민D를 병원에서 고단위 처방하는 일이 많아졌다.

20만 단위의 고농도 비타민D 주사제를 3개월마다 맞는 것이 병원의 일반적인 처방인데, 지난 기간 동안 주사를 맞은 수많은 환자들의 자료를 종합해 보면 최고 43ng/mL 정도밖에는 올리지 못하는 것으로 밝혀졌다.

문제는 비타민D 혈중농도의 적정량 기준

더 자주 고단위의 비타민D 주사를 맞는다면 혈중농도를 올리는 것은 문제가 되지 않을 것이다. 하지만 현재 의료계가 설정한 비타민D 혈중농도의 일반적인 기준은 30ng/mL이기 때문에 43이라는 숫자는 언뜻 보기에 충분해 보인다.

하지만 그 수치는 일반적인 경우에서조차 부족한 수치이다. 2019년 말 세계적인 팬데믹을 불러 왔던 코로나Covid-19 사태는 비타민D를 비롯한 많은 '기초 영양성분과 면역에 관한 연구'를 유발했고, 그 결과 비타민D의 면역 활동 조절능력이 최적화되기 위해서는 55ng/mL 이상이 되어야 한다는 것이 미국에서 수행된 22만 명의 코로니 환자들을 대상으로 한 연구에서 밝혀졌다.

이에 더해서 골밀도 개선을 위한 적정 혈중 비타민D 농도에 대한 나의 관찰 연구에 의하면 사람에 따라서 편차가 있기는 하지만 건강한 골밀도를 유지하고 낮아진 골밀도를 속히 회복하기 위해서는 55-

70ng/mL 정도의 비타민D 혈중농도 관리가 필요하다는 것이다.

고단위 주사제 과연 안전할까?

의료계에서는 비타민D는 지용성 비타민으로 인체에 저장되어 있다가 필요할 때 사용되고, 고단위 주사를 맞는다고 해도 바로 혈중농도가 독성이 있을 정도로 올라가지 않기 때문에 고단위 주사를 맞더라도 안전하다는 것이 기본적인 입장이다.

언뜻 생각해 보면 틀린 말이 아닌 것 같다. 하지만, 내 생각은 아주 다르다. 고단위 주사를 맞아서 3개월간 사용한다는 것은 비타민D를 무려 100배나 과한 양으로 주사하여 비타민D 비만 상태에 놓이게 된다는 것이다.

비타민D를 비롯한 모든 영양소는 간에서 처리되고 저장된다. 오늘날처럼 무엇이든 고단위가 좋다는 식이라면 간이 받는 스트레스가 상당해질 것이라는 것은 어렵게 생각하지 않아도 충분히 이해할 수 있는 일이다.

과식을 하면 초과된 열량이 중성지방으로 저장되고 이것이 심화되면 지방간, 간섬유화 등으로 발전한다는 사실만을 보더라도 어떤 영양소의 과다섭취 또는 주입도 절대로 건강한 방법은 아니라는 것이다.

반면에 아무리 비타민D 혈중농도가 낮은 사람이라도 하루 8천 단위 정도의 비타민D를 꾸준하게 섭취하면 대부분은 3개월에서 6개월 사이에 50-70ng/mL 정도의 수준에 이르게 되고, 흡수율이 좋은 사람의 경우에는 90ng/mL이 넘어가는 경우도 흔하다.

이런 점을 보면 자신의 비타민D 혈중농도를 잘 확인하고 필요량을 매일 섭취하는 것이 간에 부담을 주지 않고 비타민D 혈중농도를 올리는 가장 현명한 섭취법이라고 할 수 있다.

비타민D 혈중농도 관리가 사회적 비용을 크게 절감시킬 수 있다

현실에서 볼 때 더 큰 문제는 혈액검사에서 비타민D 혈중농도 검사는 필수항목이 아닌 선택항목이라는 것이다. 그러다 보니 골다공증 판정을 받는 환자들조차도 자신의 비타민D 혈중농도를 모르는 경우가 다반사다.

인구의 20%에 달하는 사람이 골다공증 혹은 골감소증에 놓여 있는 현실에서 젊어서부터 적정 비타민D 농도를 잘 관리하면 당연히 골다공증에 이르는 시기가 많이 늦춰질 것이다. 그래서 비타민D 혈중농도 관리는 사후관리가 아니라 사전관리로 전환하는 것이 사회적 비용을 줄이는 것은 물론 수많은 사람들이 이유도 모르는 가운데 골다공증이 되는 것을 줄여 줄 수 있을 것이다.

우는 아이에게 젖 한 번 더 준다

인생을 살다 보면 사회제도라는 것도 미리 알아서 대비하는 법은 없다. 늘 큰 사고를 만나고, 그런 사고가 되풀이 되어서 사회적인 원성이 높아야 그제야 제도가 보완된다.

그런 점에서 일반인들이 혈액검사를 할 기회가 있을 때마다 비타민 D 혈중농도, 총 칼슘 혈중농도 및 이온화 칼슘 혈중농도의 측정을 요구하는 것이 현재의 부족한 제도적 미비점을 빨리 보완하게 하는 계기가 될 것이라고 믿는다.

한 번 골다공증에 이르게 되면, 그때는 단순히 칼슘이나 비타민D 보충만으로 골밀도가 잘 회복되지 않는다는 점을 생각한다면 이런 검사와 비타민D의 적절한 관리는 개인이나 사회적 비용을 엄청나게 줄여주는 동시에 보다 활기차고 건강한 여생을 즐길 수 있는 기반이 될 것이다.

그런 점에서 국민건강을 다루는 정부기관에서 이런 점들을 잘 확인해 제도적으로 보장함으로써 국민건강을 손쉽게 증진시키고 사회적 비용을 경감할 수 있게 되기를 희망한다.

비타민K가
뼈를 생성하고
석회화를 막는다

골밀도 향상을 위해서 비타민D 만큼이나
중요하게 생각되는 비타민K에 대해서는
제대로 알려지지 않은 것들도 많다.

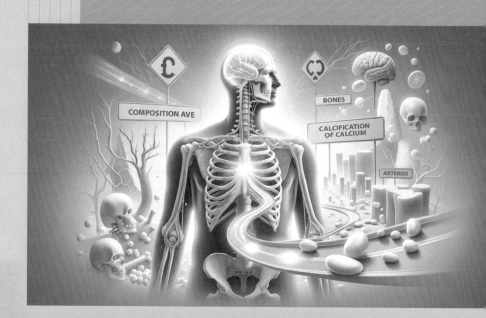

비타민K는 한 가지가 아니다

비타민K는 식물성 식품과 유제품, 고기 및 야채 등에 포함되어 있는 지용성 비타민으로, 우리 몸에서는 혈액응고, 뼈 건강 유지 및 신경기능에 중요한 역할을 한다. 사람들은 비타민K를 한 가지로 생각하는 경우가 많지만 비타민K는 크게 K1과 K2로 나눌 수 있다. K1은 주로 녹색잎 채소에 포함되어 있으며, K2는 장내세균 및 콩류의 미생물 발효에 의해 만들어진다. 일반적으로, 비타민K1 결핍은 드물지만 신생아와 갱년기 여성, 지방흡수장애 환자 등 일부 그룹에서는 결핍 증상이 나타날 수도 있다.

비타민K1의 역할

혈액 내의 특정 단백질을 활성화하여 응고 과정을 촉진함으로써 혈액을 응고시켜 지혈작용에 도움을 주는 매우 중요한 비타민이다.

요즈음 병원을 가면 심혈관계질환의 위험을 지나치게 강조하는 나머지 일반인은 물론 일부 의료진들까지 혈액응고를 소홀히 생각하거나 오히려 나쁜 것으로 여기는 사회적 분위기가 있다.

하지만 혈액응고는 신체 외부의 출혈만이 아니라 내부 장기의 출혈이 있을 때도 생명에 영향을 줄 만큼 중요한 작용이기 때문에 무조건 비타민K1의 섭취를 막는 것은 삼가야 할 일이다.

비타민K2의 역할

비타민K2는 뼈의 형성을 촉진하는 기전에 관여하는 중요한 역할을 한다. 이 과정은 주로 다음과 같이 요약할 수 있다.

칼슘 활용 조절 : 비타민K2는 간에서 일어나는 단백질인 오스테오칼신Osteocalcin의 활성화에 관여한다. 오스테오칼신은 뼛속에서 칼슘 결정화와 칼슘의 효과적인 이용을 조절하는 역할을 한다. 비타민K2는 이 단백질을 활성화시켜 뼛속에서 칼슘이 적절하게 칼슘 결정화를 하고 뼈 구조를 강화하는 데 도움을 준다.

칼슘 방향 제어 : 비타민K2는 뼈에서 칼슘의 방향을 제어하는 데도 중요하다. 즉 비타민K2는 칼슘이 뼈로 흡수되게 하여 그 견고성을 향상시키는 데 도움을 준다. 이것은 뼈에 칼슘이 과도하게 쌓이는 것을 방지하고, 동시에 뼈의 강도를 유지하는 데도 중요하다.

혈관 건강 : 비타민K2는 뼈뿐만 아니라 혈관 건강에도 긍정적인 영향을 미친다. 혈관 벽에 칼슘침착을 제어함으로써 동맥경화를 예방하는 데 도움을 줄 수 있다.

이외에도 비타민K2는 또 신경기능에도 영향을 미치는데, 연구결과 비타민K2 부족이 뇌기능 및 인지기능 감소와 관련이 있을 수 있다는 것을 보여 준다. 또 특이한 점은 최근의 많은 연구에서 비타민K2가 또 동맥 및 신장과 같은 신체의 연화조직에서 칼슘 침착물을 제거하는 데

도움이 된다는 것이다

비타민K2도 종류가 여러 가지다

비타민K2는 메나퀴논_{menaquinone}이라고도 부르는데, 여기에는 화학적 구조에서 측쇄 길이에 따라 여러 종류가 있다.

MK-4(메나퀴논-4) : 이 유형은 짧은 측쇄 줄기를 가지며 고기, 우유 및 알 등 동물성 제품에서 발견되며 인체에서 비타민K1을 변형시켜 만들기도 하지만 그 생산 효율은 매우 낮은 것으로 알려져 있다.

MK-7(메나퀴논-7) : 이 유형은 긴 측쇄 줄기를 가지며 낫또, 치즈, 사워크라우트와 같은 발효식품에서 발견된다. 일부 박테리아를 이용해 인체 내에서도 만들어지지만 양은 미미한 것으로 알려져 있다. 그런데 일본 사람들이 즐기는 낫또와 같은 콩 발효식품에서 많이 생성된다.

MK-8 및 MK-9 : 이들 유형은 더 긴 측쇄 줄기를 가지며 일부 발효식품 및 동물성 제품에서 적은 양으로 발견되지만 생산성이 떨어지는 만큼 비용이 많이 들어가 잘 사용되지는 않는다.

일반적으로 보충제로 많이 사용되는 비타민K2는 MK-4와 MK-7이 있는데, MK-7이 효율성이 월등히 높아서 대부분 MK-7 형태의 비타민K2를 선호한다.

비타민K2가 뼈의 형성을 돕는 원리

비타민K2는 뼈 대사에 관여하는 단백질을 활성화함으로써 뼈 건강에 중요한 역할을 한다. 특히, 비타민K2는 뼈를 형성하는 세포인 조골세포가 생성하는 오스테오칼신이라는 단백질을 활성화시키며, 칼슘을 뼈 매트릭스에 결합시키는 데 도움을 준다.

비타민K2에 의해 오스테오칼신이 활성화되면, 뼛속에 포함되는 칼슘의 양을 늘려 뼈를 보다 강하고 골절에 더 저항력 있는 상태로 만드는 데 도움이 된다.

오스테오칼신에 대한 영향 외에도, 비타민K2는 뼈 조직을 분해하는 세포인 파골세포의 활동을 조절하는 데 도움이 될 수 있어서 파골세포의 활동을 억제함으로써, 비타민K2는 뼈의 밀도를 유지하고 뼈 손실 속도를 감소시키는 데 도움을 줄 수 있다.

전반적으로, 비타민K2는 강력하고 건강한 뼈를 유지하는 데 중요한 영양소로 보인다. 연구결과 비타민K2 섭취량이 많은 사람들은 골절 및 골다공증의 위험을 낮출 수 있으며 특히, 노인에게 효과적인 것으로 알려져 있다.

비타민K2를 통해 최적의 뼈 건강효과를 얻기 위해서는 하루 100-200mcg 정도의 섭취가 필요하다는 연구들이 있지만 이러한 연구가 보편적인 동의를 얻기 위해서, 그리고 비타민K2와 골밀도 향상과의 상호관계를 완전히 이해하기 위해서는 더 많은 연구가 필요하다.

비타민K2가 석회화를 막는 원리

근래 들어 비타민K2는 동맥 및 신장과 같은 신체의 연화조직에서 칼슘 침착물을 제거하는 데 도움이 된다는 많은 연구들이 발표되고 있다. 이것은 비타민K2가 매트릭스 Gla 단백질MGP, Matrix Gla Protein이라는 단백질을 활성화시키기 때문이다.

MGP는 다양한 조직에서 발견되는 단백질로, 연골과 혈관 내에서 높은 농도로 존재한다. 이는 연조직 내 칼슘의 석회화를 조절하고 치석 형성을 예방하는 중요한 역할을 한다. MGP는 비타민K 종속성 단백질로, 활성화와 적절한 기능을 위해서 비타민K가 필요하다.

MGP의 주요 기능은 혈관 부드러운 근육세포 및 기타 연조직의 칼슘을 억제하는 것이다. 이는 칼슘 결정 형성의 강력한 억제제로 작용하여 혈관의 유연성과 건강을 유지하며, 심혈관질환과 관련된 동맥의 칼슘침착 발생을 예방한다. 또한 활성화된 MGP는 연화조직에 이미 존재하는 칼슘 침착물을 제거하고 천천히 분해 및 제거를 촉진하는 데도 도움이 될 수 있는 것으로 알려져 있다.

체내의 비타민K2 레벨이 낮으면 동맥 석회화 증가와 관련되어 있으며, 이는 심혈관질환을 유발할 수 있다. 반면, 높은 수준의 비타민K2는 동맥 석회화 위험을 감소시키고 심혈관 건강을 개선하는 데 도움이 된다.

연조직의 석회화에 대한 비타민K2의 영향을 완전히 이해하기 위해서는 더 많은 연구가 필요하지만 현재의 증거는 이 영양소가 체내에 과다한 칼슘 제거와 칼슘 관련 질환 예방에 중요한 역할을 할 수 있다는 것을 시사한다.

골밀도 향상과 콜라겐
그리고 비타민C

골밀도를 향상시키는 데 콜라겐이
무슨 상관이냐고 생각할지 모른다.
대부분의 사람들이 그렇게 생각하는 이유는
뼈는 칼슘이라는 등식이 고착화되어 있기 때문이다.

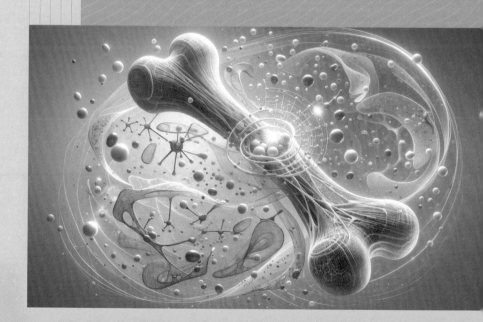

콜라겐은 뼈를 구성하는 중요한 요소

뼈는 인체 내에서 다양한 기능을 수행하는 조직이며, 인체의 구조를 형성하는 중요한 요소의 하나이고, 우리가 걷거나 움직이는 것과 같은 일상적인 활동을 수행하는 데 필요한 지지력을 제공한다. 또한 큰 뼛속에 들어 있는 골수는 뼈와 혈액세포 생성과 같은 생명유지에 필수적인 역할을 한다.

골수가 이러한 기능을 수행하려면 뼈가 충분한 강도와 탄성을 갖추는 것이 필요하다. 이러한 특성은 뼈를 구성하는 주요 단백질 중 하나인 콜라겐의 역할과 관련이 있다. 또 콜라겐은 뼈의 기본 구조를 형성하며, 뼈의 강도와 탄성을 결정하는 데 중요한 역할을 한다는 점을 인식하는 것이 중요하다.

평소에 무조건 육류 섭취를 기피하기보다는 식물성 식품과 동물성 식품을 적절하게 섞어서 섭취하는 것이 특정 식품만 섭취하는 것보다 건강을 지키는 데 더 도움이 된다는 사실을 명심하자.

인체의 부위에 따라 서로 다른 종류의 콜라겐이 사용된다

콜라겐은 여러 가지 유형이 있지만, 인체 내에서 일반적으로 많이 나타나는 콜라겐 유형은 제1, 2, 3형이다.

콜라겐은 뼈뿐만 아니라 피부, 관절, 근육, 혈관 등 다양한 조직에도 존재한다. 그러므로 충분한 콜라겐의 공급과 콜라겐 합성에 중요한 영향을 미치는 비타민C의 적절한 공급은 이들 조직을 건강하게 유지하는 데도 반드시 고려해야 할 사항이다.

골밀도 향상을 위한 모든 조건을 갖추었다 싶은데도 골밀도가 올라가지 않는다면 뼈와 관절의 성분이 되는 제1형 콜라겐과 제2형 콜라겐의 공급이 부족하지 않은지 고려해 볼 필요가 있다.

콜라겐의 유형과 특징

1. 제1형 콜라겐은 인체 내에서 가장 흔하게 나타나며, 피부, 뼈, 힘줄 등의 조직을 구성한다.
2. 제2형 콜라겐은 연골 및 눈 등의 조직을 구성한다.
3. 제3형 콜라겐은 피부, 혈관, 내장기관 등의 조직을 구성한다.

콜라겐 합성과 비타민C

인체 내에서 콜라겐은 세포 내의 단백질합성 과정에서 생성된다. 이 과정에서 비타민C는 콜라겐의 전 단계 물질인 프로콜라겐을 콜라겐으로 전환하는 단계에서 중요한 역할을 하기 때문에 비타민C는 콜라겐 합성 과정에서 필수적인 영양소이다. 비타민C가 충분하지 않으면 프로콜라겐이 콜라겐으로 전환되는 과정이 원활하게 이루어지지 않아 콜라겐 생성에 영향을 미치게 된다는 의미이다. 따라서 충분한 양의 콜라겐을 섭취하고, 적극적으로 비타민C가 포함된 식품을 섭취하여 콜라겐합성을 촉진하면 뼈 건강을 유지하는 데도 큰 도움이 된다.

석회화의 진짜 범인을
찾아라

일반적으로 신장결석, 요로결석,
연조직에 생기는 칼슘침착 등의 원인을
칼슘의 섭취 때문으로 말하는 경우가 많다.
하지만 사실은 다르다.

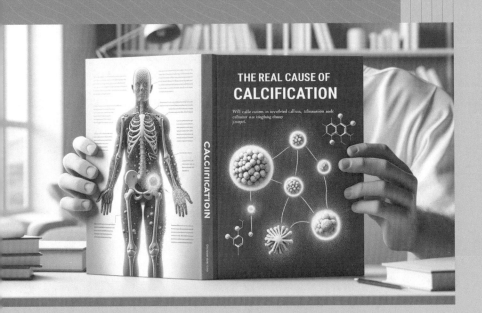

학계에서 인정하는 석회화의 원인

연조직soft tissue의 석회화는 석회염이 근육, 건선, 인대 등과 같은 인체의 부드러운 조직에 축적되어 경화 및 기능장애를 일으키는 병적인 과정을 말한다. 가장 널리 알려진 인체에서의 석회화는 혈관 내 칼슘침착, 신장결석, 요로결석, 유방에 생기는 결석 등이 있다. 이들 연조직의 석회화의 원인은 다양하며, 일반적으로 알려진 원인은 다음과 같다.

만성 신장질환 : 만성 신장질환이 있으면 신장에 인phosphate이 불필요하게 과잉된 상태가 되어 고인산혈증을 유발한다. 이때 혈액 내 과다한 인이 신장 조직에 칼슘을 축적하게 되어 신장결석으로 이어지게 된다.

호르몬 불균형 : 호르몬 불균형은 과다 갑상선호르몬PTH이나 비타민D 결핍 등의 상태에서 비정상적인 칼슘대사를 일으켜 연조직의 석회화를 유발할 수 있다.

유전적 장애 : 체내에서 칼슘과 인을 관장하는 CD73ACDC 효소의 부족을 야기하는 희귀병을 가신 사람은 장애탄력섬유성 가황색종pseudoxanthoma elasticum, 彈力纖維性假黃色腫과 혈관의 석회화가 발생한다.

자가면역질환 : 자가면역질환인 강직성 척추염이나 루푸스Systemic Lupus Erythematosus, SLE 등은 소프트 조직에서 염증을 일으켜 석회화를 유발할 수 있다.

대사성 장애 : 당뇨병이나 고지혈증 등의 대사성 장애는 연조직에 염증을 일으켜 석회화를 유발할 수 있다. 여기서 당뇨병이나 고지혈증이 연조직에 염증을 일으킨다고 하는 것은 우리가 크게 관심을 가져야 할 지점이다. 당뇨병이나 고지혈증이 있으면 혈액이 탁해지고, 탁해진 혈액은 혈관에 무리를 주게 되며, 이것은 염증을 유발하게 된다. 그 결과로 해서 유발된 혈관의 상처는 혈관조직에 석회화를 촉진하게 된다는 것이다.

약물 : 이뇨제와 항산제와 같은 일부 약물은 체내의 칼슘과 인의 균형을 깨뜨려 연조직의 석회화를 유발할 수 있다.

방사선 치료 : 방사선 치료는 연조직을 손상시켜 염증을 일으키고 석회화를 유발할 수 있다.

위에서 설명하고 있는 내용을 보더라도 "일반적으로 칼슘 섭취가 석회화를 유발한다"고 주장하는 것은 전혀 합리적이지 않다.

하버드의대의 석회화의 원인에 대한 또 다른 해석

사실 혈관, 심장, 신장, 요로, 뼈, 유방 등 매우 다양한 곳에서 발생하는 석회화 현상에 대한 제대로 된 원인 파악이나 대안의 제시 없이 '칼슘이 석회화의 주범'이라고 많은 사람들이 주장하고 있다. 하지만 아이러니 하게도 미국 하버드의대와 같은 곳에서는 위에서 제시한 원인

이외에도 다른 원인을 지목하고 있다. 특히, 하버드의대가 발행한 자료 「칼슘은 뼈 이상의 그 무엇이다Calcium beyond the bones」에서는 다음과 같이 기술하고 있다. (아래 번역문 중 괄호 안에 기술된 문장은 저자가 독자의 이해를 돕기 위해서 추가한 부분이다.)

결석은 너무 많은 칼슘 섭취가 그 원인인가요?

칼슘은 뼛속에서 건강한 뼈와 치아를 유지하는 데 중요한 역할을 하는데, 거의 모든 칼슘 중 99%가 뼈에 저장되어 있고(단 1%의 칼슘은 혈액에 존재한다.) 칼슘이 하는 일은 그것(체격을 유지하고 치아를 유지하는 일) 뿐만이 아닙니다. 칼슘은 근육, 혈관 및 신경의 정상적인 기능을 위해 필수적입니다.

칼슘은 몸의 모든 세포 내부와 외부의 액체에 미량이 녹아들어 있습니다. 칼슘이 너무 많거나 적으면 세포에 치명적일 수 있으므로 몸은 혈액 내 칼슘 수치를 조절합니다.(이것을 '칼슘 항상성'이라고 한다.)

그러나 때로는 부위의 손상 부위에서 칼슘이 축적되어 의학적 문제를 일으키거나 검사 결과를 왜곡시킬 수 있습니다. 예를 들어, 혈중칼슘 수치가 정상이더라도 조직손상 부위에 칼슘 축적물인 칼슘화가 축적될 수 있습니다. 그래서 신장결석과 같은 칼슘 축적물이 생긴 여성들은 뼈 건강을 위해(칼슘을 비롯한) 미네랄 보충제의 과다 복용이 그 원인이 되지 않을까 걱정할 수 있습니다.

그런데 이 걱정에 대한 근거는 있을까요? 일반적으로 대답은 "아니오"입니다.

연구자들은 (식품이나 보충제를 통한) 미네랄 섭취와 신체부위에 발생하는 칼슘 축적물 간에 직접적인 연관성을 찾지 못했습니다. 그렇다면 뼈 이상의 중요한 역할을 하는 칼슘은 어떻게 축적될까요? 현재까지 알려진 것은 다음과 같습니다.

양성 유방 석회화는 손상에 대한 반응으로 발생할 수 있다

유방 조직 내 석회화는 50세 이상 여성의 약 50%와 젊은 여성의 10%에서 발견됩니다. 증상이 없으며, 유방 촬영에서 다양한 모양과 크기의 백색 점이나 작은 입자로 나타나는 경우에만 발견됩니다. 대부분은 양성이지만, 유방암과 함께 발생하는 경우도 있으므로 방사선 전문의는 생검이나 추가 검사가 필요한지 판단해야 합니다.

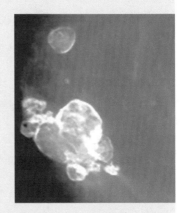

유방 석회화

유방의 어떤 부분이 수술, 방사선, 외상, 감염, 낭종 등으로 손상을 입으면 지방세포가 죽어 지방산이 방출되고, 이것이 칼슘과 결합하여 칼슘화물을 형성합니다. 예를 들어, 사고 후 안전벨트라인을 따라 석회화가 발생하거나 유방암 치료를 위해 방사선 치료를 받은 부위에서도 발생할 수 있습니다.

이 유방 촬영 사진은 차량 사고로 안전벨트 부상을 입은 여성의 유방에 양성 석회화가 나타나는 것을 보여 줍니다. 사진은 타냐 스테판Tanya

W. Stephens 박사가 제공한 것으로, M.D. Anderson 암 센터에서 얻었습니다.

유방의 석회화는 유방 자체에서 발생할 수 있다

유방의 석회화는 젖이 생산되는 선조직(소엽)과 젖을 유두로 운반하는 도관에서도 발생할 수 있습니다. 임신이나 수유를 하지 않을 때에도, 소엽은 석회화된 액체를 분비합니다. 그 석회화된 액체가 결정화되면 유방 촬영에서 보일 수 있습니다.

소엽에서 발생하는 석회화는 때로는 광범위할 수 있지만 대부분 양성입니다. 반면, 도관에서 발생하는 석회화는 DCISductal carcinoma in situ, 점막내암의 초기증상일 수 있습니다. 가령 도관의 중심부에 있는 암세포가 혈액과 영양분에 접근할 수 없어 죽게 되면서, 도관의 경로에 따라 석회화된 선을 남길 수 있습니다. 그런데 암세포 사이의 손상된 결합조직과 DCIS 석회화가 동시에 존재하는 침습성 암이 발견될 있습니다.

이렇듯 유방의 석회화는 대부분 양성이지만 의사가 악성 종양의 가능성이 있다고 판단하면 생검을 권하기도 합니다.

식이나 보충제를 통한 칼슘 섭취는
양성 유방 석회화와 연관되어 있지 않다

게다가 2009년 스웨덴 여성 6만 명 이상을 대상으로 한 연구에서는 칼슘 섭취량이 유방암 위험을 높이지 않았습니다.

심혈관 칼슘화

동맥벽 손상 후 발생하는 동맥 플라크에 칼슘이 축적될 수 있습니다. 플라크는 일반적으로 처음에는 연약하지만 결국 경질화 되고 칼슘이 침착됩니다. 때로는 혈관세포 자체가 뼈를 형성하는 조골세포인 오스테오블라스트로 전환되어 현장에서 추가적인 칼슘을 생성하기도 합니다. (이것은 해당 혈관이 그만큼 심각한 염증 상태에 있다는 것을 짐작할 수 있다.)

관상동맥 : 동맥경화증이 있는 사람들은 심장병을 더 자주 발생시킬 가능성이 있습니다. 그러나 칼슘이 축적된 결절이 부서져서 그것이 심장마비를 일으킬 가능성이 부드러운 결절보다 더 높은지 여부는 불분명합니다.

만약 중간 위험군(10년 내 심장마비 발생 가능성이 10%에서 20%인 경우)이라면, 관상동맥 칼슘검사는 스타틴statin과 같은 치료를 추진할 때 의사가 얼마나 강하게 추진해야 하는지 판단하는 데 도움을 줄 수 있습니다.

가슴 통증이 발생한 경우, 관상동맥 칼슘검사를 통해 심장병이 원인인지 여부를 확인할 수 있습니다. 심장 박동을 움직이는 소리를 생성하는 음파를 사용하여 심장 울음을 움직이는 이코인코그라피 검사를 수행하면 대동맥 판막의 석회화를 확인할 수 있으며, 이는 심장병 발생 위험성을 크게 높입니다.

뇌 관련 동맥 : 어떤 이유에서든 뇌 CT 검사를 받은 대부분의 환자들은 경막 동맥(목 부분)과 척추(척추) 동맥에 칼슘 축적 증상이 나타납니다. 이러한 석회화는 뇌졸중의 독립적인 위험 요소일 수 있습니다. (하지만 이런 경우 대부분은 칼슘 축적이라는 결과물에 집착하지 '염증이나 세포손상'이라는 원인에 집중하지 않기 때문에 근본적인 해결 방안이 수립되지 못하고 있다.)

혈관벽에 칼슘이 덮여 있으면 일반적으로 트랙track 모양을 가지고 있습니다. (그림에서 빨간 화살표 참조) 이것은 주로 동맥경화(동맥 벽의 구조적 변화로 종종 연령 때문에 발생함)와 관련이 있습니다.

BACs(혈관 칼슘침착)이 있는 여성은 심장질환의 위험이 높지만, 코네티컷 대학에서의 연구에 따르면 BACs의 존재는 심장질환의 발생을 예측하지 않습니다. 대신, BACs와 심장질환의 공통 원인은 노화인 것으로 보입니다.

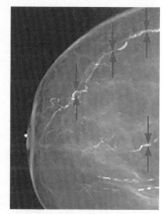

젖을 유두로 운반하는 도관
(사진은 Tanya W. Stephens 박사가 제공한 것으로, M.D. Anderson 암센터에서 제공 받았습니다.)

2007년 연구에서 칼슘 섭취와 뇌동맥의 석회화 위험과의 연관성은 그 증거가 제한적이라고 밝혀졌다

사실, 칼슘 섭취량이 높을수록 일반적으로 혈압과 체중 감량이 낮아지기 때문에 심장건강에 유익하다고 여겨지는 경우가 많습니다.

그러나 걱정스러운 연구결과도 있습니다. 일부 연구에서는 칼슘보충제를 복용하는 여성들이 심장발작 발생위험이 높아진다는 결과를 보였습니다.

하지만 (이 연구는 그 증거의 제한성 때문에) 다양한 질환을 치료하기 위해 칼슘보충제를 복용한 대상자 12,000명가량에 대한 15개의 무작위 대조 연구에서 연구진들은 부작용과의 연관성을 확인하기 위해 자료를 모으고 있습니다.

- Harvard Medical School 자료 번역

결석의 원인에 대한 또 다른 주장

나노 박테리아가 결석과 칼슘 석회화의 원인이 될 수 있다는 주장이 있다

이 박테리아는 인간의 장기에서 발견되며, 미생물이 조성하는 섬유성분과 미생물의 분비물로 이루어진 미세 생물체인데, 스스로의 생명과 생장을 보장하기 위하여 칼슘을 석회화하여 갑옷처럼 사용한다는 것이다.

이 박테리아는 생물학적으로 치석과 치아우식, 대장암 등과 관련되어 있다는 연구결과가 있다. 그러나 이에 대한 보다 많은 연구가 필요하며, 아직 완전히 밝혀지지 않은 부분이 많다.

결론

문제는 염증이다: 결석을 방지하려면 염증을 줄여라

앞에서 본 것처럼 연조직의 석회화는 매우 다양한 것으로 알려져 있는데, 전체적으로 동의할 수 있는 원인은 조직에 염증이 발생하거나 그 염증으로 인한 손상을 복구하려는 인체의 자연적인 자기 치유방식이라고 할 것이다. 다시 말하자면 우리가 상처가 나면 그 부위에 반창고를 붙이는 것처럼 우리 인체는 조직의 손상이 있으면 그 자리를 칼슘을 석회화시켜 때우는 방식을 사용한다는 것인데, 매우 합리적인 해석이라고 생각된다.

하지만 그 원인이 무엇이든 현재 치료법으로 거론되는 것은 식이조절, 약물조절, 중증의 경우 수술 등의 치료 방법이 있지만 전체적으로 보면 뾰족한 치료 수단이 없다는 것이다.

일반적으로 혈관, 근육, 신장, 요로, 관절, 유방 등 그 어떤 장기에서의 석회화나 결석을 예방하기 위해서는 충분한 수분의 공급이 권해지지만 실제로 제대로 된 대처를 하려면 체내에서 발생하는 염증을 제거해 염증으로 인한 세포의 손상을 막는 것이다.

칼슘의 석회화에 대한 역사적인 연구와 최근의 연구들을 종합해 보면 신장결석과 같은 결석이 생겼을 때 실질적으로 도움을 받을 수 있는 현실적인 대처법으로는 마그네슘, 레몬과 같은 감귤류에 풍부한 구연산 그리고 비타민K2 등을 이용하는 것이고 특히, 혈관의 염증을 줄이기 위해서는 강력한 항염증 특성을 가진 천연 아스타잔틴Astaxanthin의 사용을 추천할 수 있다.

CHAPTER 5

골다공증 약과 질병

골다공증을 유발하는
질병과 약물들

많은 골다공증 처방약 중에는
'칼슘채널차단제' 형태의 약물이 의외로 많다.

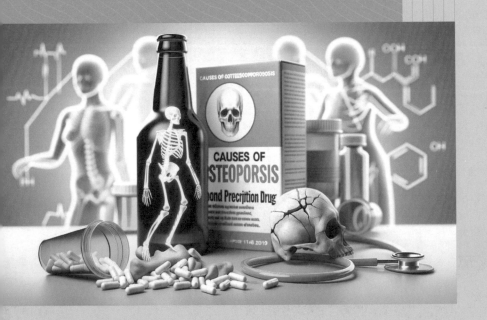

골다공증 위험을 증가시키는 과도한 알코올 섭취

몇 가지 기저질환 특히, 갑상선질환과 같은 호르몬 이상과 류마티스 관절염과 같은 염증성 질환은 골다공증을 유발할 수 있고, 각종 암도 골다공증을 유발하는 원인이 된다.

골다공증을 유발하는 처방약들

칼슘의 흡수를 방해하고 골 손실을 유발하는 대표적은 약물은 면역 억제 작용으로 염증과 부종을 감소시키는 글루코코르티코이드glucocor-ticoid인데, 이런 약물의 종류에는 알레르기, 천식, 자가면역질환(류마티스 관절염, 루퍼스, 과민성대장증상, 암, 건선, 신장 약, 간장 약, 습진, 녹내장, 포도막염, 당뇨 약 그리고 위산분비억제제, 항경련제, 장기이식 약물, 안드로겐수용체 억제제(남성), 이뇨제 등의 수많은 약물들이 골다공증을 유발한다는 사실은 이미 학계에서 입증된 사실이다.

칼슘채널차단제 계열의 약물을 피하라

아직 학계에서 인정하지는 않지만 그동안 나의 경험에 의하면 위에 언급되지는 않았지만 많은 처방약 중에는 '칼슘채널차단제' 형태의 약물이 의외로 많다는 것이다. 제약사들의 설명에 따르면 대부분의 약들은 해당 부위에만 국소적으로 약물이 작용하기 때문에 인체의 칼슘대사에 영향을 미치지 않는다고 설명하지만 지난 20년에 걸친 나의 경험에 비추어 보면 그것은 사실과 다르다. 왜냐하면 칼슘채널차단제 계열의 혈압 약을 장기간 복용하는 환자들은 골밀도를 높이는 것이 수월치 않다는 것이고, 그런 환자들이 다른 종류의 혈압 약으로 바꾸었을 때 이전과는 달리 골밀도의 향상이 이루어지기 때문이다.

의료진의 협조가 중요하다

어떤 질병이나 어떤 처방약이 칼슘의 흡수를 방해하거나 골 손실을 수반하는지 일반 사람은 잘 알 수가 없다. 또한 어떤 질병은 칼슘채널차단제를 사용할 수밖에 없는 경우도 많다.

이렇게 방법이 없는 경우가 아니라면 의료진은 환자의 골밀도 향상을 위해서 칼슘채널차단제가 아닌 약물로 대체 처방하는 노력을 소홀히 해서는 안 된다. 그리고 칼슘채널차단제 계열의 약물을 복용할 수밖에 없는 환자라고 하더라도 손실이 많은 만큼 충분한 칼슘제를 보충하고 높은 수준의 비타민D 혈중레벨을 유지할 필요가 있다.

나의 오랜 경험에 비추어 보면 암이 뼈로 전이가 되면 병원에서는 칼슘채널차단제 약물을 투여한다. 이런 경우 아무런 대책도 취하지 않는 것보다는 70ng/dL 이상의 비타민D 레벨을 유지하고 충분한 양의 칼슘과 마그네슘을 보충하는 것이 골밀도를 더 악화시키지 않으면서 항암을 하는 데 도움이 된다는 것을 확인할 수 있었는데, 학계와 의료계에서도 이러한 문제를 항암치료 프로토콜에 도입하는 연구가 필요하다고 믿는다.

화병이 골다공증을
유발한다

어떤 이유에서건 스트레스가 쌓이면 화병이 된다.
화병은 정신적으로 피폐해질 뿐만 아니라
뼈까지 망가뜨리게 되므로
평소에 스트레스 관리를 잘 하는 것이 필요하다.

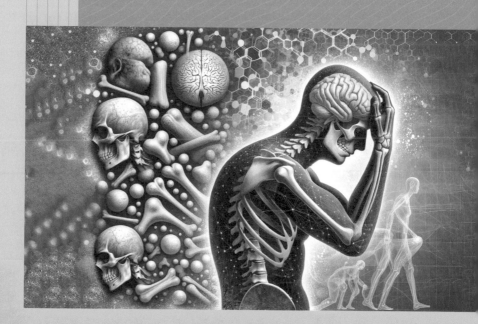

화병은 염증을 만드는 병이다

우리가 살아가면서 받는 스트레스에는 육체적인 스트레스도 있을 수 있고 정신적인 스트레스도 있을 수 있는데, 어느 쪽의 스트레스라도 그 강도가 높아지고 기간이 길어지면 병원에서도 원인을 찾지 못하는 상태가 된다. 나는 너무나도 힘든데 병원에서는 원인을 찾지 못한다고 할 때 당사자가 얼마나 힘들지는 짐작하기 어렵지 않다. 그럴 때 우리가 자주 듣게 되는 병명이 '신경성'이다.

우리말 '화병'은 한자로는 불이 나는 병, 화병火病이다. 왜 이런 글자로 병명이 만들어졌을까를 생각해 보면 우리 인류의 위대한 면모가 여기에서도 나타난다.

스트레스의 강도가 높아지고 시간이 길어지면 그 결과로 우리 몸에 나타나는 현상이 바로 염증炎症이다. 그런데 여기서 '염炎'이라는 한자는 '불 화火'가 두 개 겹쳐 있는 형상이다. 우리 몸에 불이 났다는 것이다. 불이 나면 화상을 입을 것이고, 화상을 입으면 물집도 생기고 심하면 조직이 완전히 망가진다. 보이지는 않지만 우리가 화병이 나면 우리 몸속은 대화재를 만나는 것이다.

염증은 우리 몸을 산성화시킨다

염증이 생기면 당장 열이 나고 붓게 된다. 사실 염증 초기에 열이 나고 붓는 현상은 우리 면역세포가 문제에 대응하는 방식이다. 문제가 있는 곳에 면역세포라는 군대가 출동해서 적과 전쟁을 치르는 과정인 것이다.

하지만 만성적인 염증은 면역세포는 물론 모든 세포를 망가뜨린다. 또 모든 면역세포는 골수에서 만들어지는데, 뼈가 건강하지 못하면 골수에도 영향을 주어 면역세포의 생성은 물론 조골세포나 파골세포와 같은 골세포도 제대로 만들지 못 하게 된다. 게다가 스트레스는 우리 몸의 체액을 산성화시키기 때문에 인체는 중화를 위해서 칼슘을 사용하게 되는데, 이런 상태가 지속되면 과다해진 칼슘 소비를 충당하기 위해 뼈를 분해해 보충하게 된다. 그렇게 되면 당연히 골 손실이 많아져서 종당에는 골다공증에 이르게 되는 것이다.

나의 스트레스는 무엇 때문에 여기까지 왔을까?

스트레스의 원인은 여러 가지가 있을 수 있지만 대부분은 인간관계에서 비롯된다고 볼 수 있다. 부부간의 갈등, 고부간의 갈등, 부모자식 간의 갈등과 같은 가족 문제를 비롯해 친구, 친지들 간의 갈등도 있고 이런 사람들만큼이나 피할 수 없는 관계인 직장상사와 동료와의 갈등도 적지 않다고 할 것이다.

그 외에 경제적 환경이나 사회적 환경 때문에 발생되는 불만족감이 만드는 갈등으로 인한 스트레스 그리고 지나치게 과도한 육체활동으로 인한 스트레스도 있을 수 있다.

그런데 전문가들은 일반적으로 화병의 진행 단계를 충격기 → 갈등기 → 체념기 → 증세기로 나눈다고 한다.

굳이 그런 것까지 단계를 나눌 필요가 있을까 싶지만 이런 환자들이 얼마나 많기에 이런 연구까지 할까 하고 생각해 보면 평소 스트레스 관리능력을 키울 필요가 있다고 생각된다.

- **충격기** : 굉장히 강한 충격을 받은 단계
- **갈등기** : 해결책을 찾기 위해서 고민하는 단계
- **체념기** : 해결책을 못 찾아 체념하는 단계
- **증세기** : 짜증, 분노, 우울, 불만이 동반되면서 병증이 나타나는 단계

화병의 근본 원인은 극복할 수 없을 것 같은 좌절감이다

스트레스가 무엇으로 인한 것이든 병증이 나타날 정도가 되는 것은 그 상대를 대항할 수 없는 무력감을 느끼거나 아무리 노력해도 상황이 극복되지 않는 좌절감 때문이다. 이런 무력감과 좌절감이 외부로 표출될 때는 심약해지거나 자존감이 부족해진다. 소극적인 사람들의 경우에는 심한 우울증, 신경과민증으로 나타나고, 그 반대 성향의 사람들은 분노조절장애, 폭언, 폭력성으로 나타나게 된다.

내가 이십 년 가까이 수많은 골다공증환자들을 상대하면서 느끼게 되는 것은 성격이 까칠하고, 따지기를 잘하고, 의심증이 많고, 뭐든 자신의 식으로 해야 직성이 풀리는 성격을 가진 사람들은 골밀도가 잘 회복되지 않는 반면에 성격이 부드럽고, 너그럽고, 긍정적인 사람들은 그렇지 않은 사람들에 비해서 회복이 빨랐다. 이런 점만 보더라도 '스트레스를 얼마나 잘 관리하는가 하는 것이 우리가 스스로의 인생을 얼마나 윤택하게 할 수 있는지'로 귀결된다고 할 수 있다.

화병의 극복은 나를 사랑하는 것에서부터 시작한다

스트레스의 발단이 대부분 내가 피할 수 없는 상대와의 관계에서 출발한다는 점에서 스트레스를 심하게 느끼는 사람 쪽이 상대와의 관계에서 약자라고 할 수 있다. 이런 경우 대부분은 "내가 참지, 참아야지." 하면서 화를 속으로 삼키려는 경향이 있다. 하지만 사람이 참는 데도 한계가 있고, 그것이 도가 지나치면 때로 '극단적인 선택'을 하기도 한다.

여기서, 내가 '극단적인 선택'을 한다는 것은 어떤 의미일까?

이런 경우에 갖게 되는 "나만 없어지면 되지." 라고 하는 마음의 중심에는 '나'라는 존재가 도사리고 있다는 점을 대부분은 생각하지 못한다. 상대가 있는 문제를 해결하려고 할 때 지나치게 상대방의 입장만 생각하거나, 나는 상대에게 아무것도 할 수 없다는 생각을 해서는 그 문제가 결코 해결되지 않는다. 다시 말해서 상대가 있는 문제는 나와 상대방 모두를 생각해야지 나를 그 해결의 중심에서 배제해서는 안 된다는 뜻이다.

상대를 이겨낼 수 없어서 내가 세상에서 사라지는 선택을 하기보다는 그런 상대를 떠나는 선택을 하는 것이 더 바람직한 것이다. 왜냐하면 내가 없으면 세상은 아무런 의미도 없기 때문이다.

희생이라는 것도 희생할 가치가 있을 때만 의미가 있다. 그리고 나의 단호한 태도는 나 자신의 마음을 새롭게 할 뿐만 아니라 상대도 놀라게 할 수 있고, 그 결과로 상대도 지금까지와는 다른 생각과 다른 행동을 할 수 있는 계기를 만들 수 있다. 그 상대가 배우자든 자식이든 부모든 간에 모두 마찬가지다. 서로가 마주 보면서 불행한 삶을 살기보다는 때로 서로의 관계를 단절해 우선은 내가 감당할 수 없는 현실에서 벗어남으로써 '내가 나답게' 살아갈 수 있도록, 그리고 '내가 나의 존재에 대해서 의미를 부여하고 행복하게' 살아갈 수 있도록 용기를 내야 한다. '부뚜막의 소금도 넣어야 짜다'는 말은 알면서, '행동하지 않으면 얻을 수 있는 것도 없다'는 사실을 모른다면, 우리는 삶을 제대로 살고 있는 것이 아니기 때문이다.

그의 꽃이 되지 말고 나의 꽃이 되라

경제적으로 어려워서 스스로를 '마이너스 인생'이라고 자책하거나 사회적으로 '나는 늘 밑바닥 인생'이라고 생각하는 사람들도 마찬가지다. 마이너스 인생은 마이너스가 되지 않게 씀씀이를 줄여야 하고, 밑바닥 인생은 겉으로 드러난 형식적인 것보다는 인간의 내면을 보는 마음의 눈을 키움으로써 사회적으로 성공한 사람이나 돈 많은 사람들이 늘 나보다 더 훌륭하거나 행복한 사람은 아니라는 사실을 깨달아야 한다.

나의 현실을 인정하고, 남의 눈을 의식하지 않으며, 겉모습이나 밖으로 드러난 것으로 나와 세상을 바라보는 대신 내면의 아름다움과 성숙함으로 세상을 바라볼 수 있다면 억만장자도, 국회의원, 대통령도 부러워하지 않을 수 있게 된다.

내 주위를 돌아보라! 세상에는 겉은 번지르르 해도 속은 썩어 문드러진 인생들이 얼마나 많은가? 그들이 아무리 경제적으로 부유하고 사회적으로 높은 지위를 가지고 있다고 한들 내가 부러워하고 기죽어야 할 아무런 이유도 없지 않은가 말이다.

나를 사랑하자. 나에게 의미 있는 이름을 붙여 주자. 그리고 그 이름을 스스로에게 불러 주자. 나에게 따뜻한 차 한 잔을 선사하고, 나에게 책을 선물하고, 가끔은 영화도 보게 해 주고, 또 가끔은 멀리 여행도 하게 해 주자.

오늘은 김춘수의 시 '꽃'을 읽어 본다. 하지만 그의 꽃이 되려고 하지 말고 '나의 꽃'이 되고 '나의 그 무엇'이 되자.

꽃 _ (김춘수)

내가 그의 이름을 불러주기 전에는
그는 다만
하나의 몸짓에 지나지 않았다.

내가 그의 이름을 불러주었을 때,
그는 나에게로 와서
꽃이 되었다.

내가 그의 이름을 불러준 것처럼
나의 이 빛깔과 향기에 알맞는
누가 나의 이름을 불러다오.
그에게로 가서 나도
그의 꽃이 되고 싶다.
우리들은 모두
무엇이 되고 싶다.
너는 나에게 나는 너에게
잊혀지지 않는 하나의 눈짓이 되고 싶다.

골다공증 약에는
어떤 것들이 있나

가장 중요하게 여겨지는 골다공증 약에는 먹는 약과
주사가 있는데, 그 내용을 보면 매우 복잡하다.
하지만 골다공증 약이 작동하는 원리는 하나로
관통된다. 그것은 바로 '골 흡수'를 억제하는 것이다.
물론 골 형성을 촉진하는 약이 있지만
그것은 일반적인 골다공증 약들과는 개념이 다르다.

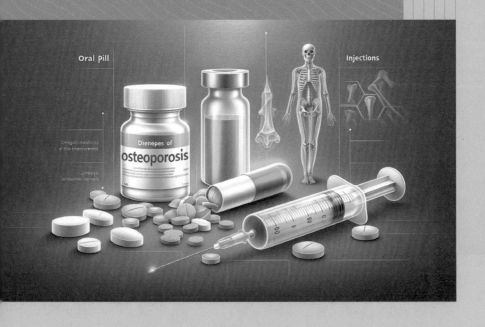

정말 잘못된 칼슘 섭취를 제한하는 질병과 약물

칼슘의 과도한 섭취는 일부 질병에 나쁜 영향을 줄 수 있기 때문에 칼슘 섭취를 제한하거나 조절해야 한다는 이야기를 듣게 된다. 다음은 이런 이야기를 흔하게 듣게 되는 경우에 대한 설명이다. 하지만 우리는 이러한 경고에도 불구하고 각자의 상황에 맞는 판단을 해야 한다.

칼슘과 마그네슘, 비타민D는 가장 기초적인 골다공증 치료제

칼슘과 마그네슘, 비타민D, 그리고 비타민K2는 일반적으로 약이 아니라 보충제로 분류된다. 하지만 임상에서 골밀도가 나빠져서 골감소증이 되면 대부분의 경우 칼슘과 비타민D를 처방하게 되고, 그 이후에 골다공증으로 악화가 되어 다른 치료를 추가하는 경우에도 칼슘과 비타민D는 기본적으로 처방된다는 점에서 골밀도를 높이기 위해서 기본적으로 필요한 치료제라 할 수 있다.

최근에는 비타민K2가 칼시토닌 호르몬의 역할을 강화해 혈중칼슘을 뼈로 축적되도록 하는 데 도움이 되고, 혈관을 비롯한 연조직에서의 석회화 방지 효과 때문에 칼슘과 비타민D에 더해서 처방되는 사례가 늘고 있는 추세이다.

다만, 골다공증을 치료하고자 할 때 칼슘의 중요성은 강조되지만 칼슘의 단짝이라고 할 수 있는 마그네슘의 중요성에 대해서는 간과되는 경우가 많다. 하지만 체내에서의 칼슘과 마그네슘의 작동원리를 살펴보면 적정량의 마그네슘을 함께 공급하는 것은 매우 중요한 일이다.

처방약만이 골다공증을 치료할 수 있다는 것은 잘못된 생각

골다공증을 치료하고자 할 때 병원에서는 골다공증 약이나 주사를 처방하는 이외에 비타민D 보충제와 칼슘보충제도 처방한다. 이 속에 숨은 뜻을 해석해 보면 골다공증 치료에서 어떤 약물을 사용하든 제대로 된 칼슘을 보충하고 적정 레벨의 비타민D 수준을 유지하는 것이 매우 중요하다는 점이다.

다시 말해서 환자들은 골다공증 약을 먹거나 주사를 맞으면 소화제를 먹으면 막힌 속이 뚫릴 것이라는 기대를 하는 것처럼 골다공증이 치료될 것이라고 기대한다. 하지만 사실은 그렇지 않다. 그래서 나는 감히 칼슘, 마그네슘, 비타민D가 무엇보다도 가치 있는 골다공증 치료제라고 믿고 있고, 이것들이 제대로 보충되지 않는 한 어떤 골다공증 약도 골밀도를 높이지 못한다는 점을 환자들이 제대로 깨닫기를 바란다.

먹는 골다공증 약

골다공증 약에는 크게 먹는 골다공증 약과 주사로 맞는 골다공증 약의 두 가지가 있다. 골다공증 약으로 처음 등장한 것은 비스포스포네이트Bisphosphonate 계열의 약물이다.

그림에서 보는 바와 같이 먹는 골다공증 약은 간에서 분비되는 HMG-CoA 효소가 작용하여 콜레스테롤을 만드는 사이클에서 Farnesyl-pp synthase의 작용을 방해하여 파골세포의 생성을 억제하

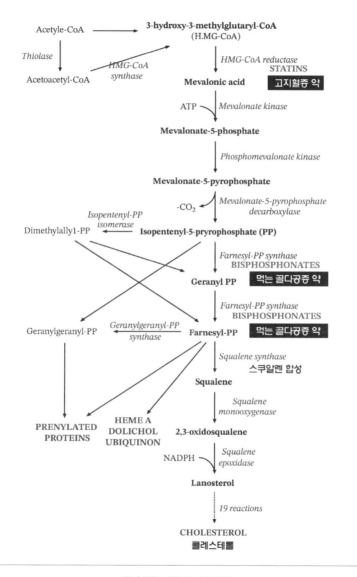

골다골증 약물의 작용기전

는 방식으로 '뼈의 재흡수Resorption'를 막는 파골세포 억제제이다.

이러한 이 약물의 작용기전은 고지혈증 약 스타틴Statin과 같은 사이클 내에서 작용하는 것으로 스쿠알렌Squalene, 코큐텐CoQ10, 콜레스테롤 합성을 방해할 수도 있다. 이들 골다공증 약의 주성분은 다음과 같은 것들이 사용되고 있다.

1. Alendronate (미국; Fosamx, Binosto, 한국; 포사맥스, 알론디스, 아렌 등)
2. Risedronate (미국; Actonel, Atelvia, 한국; 악토넬, 리제스, 애드본 등)
3. Ibandronate (미국; Boniva, Bondronat, 한국; 이반드론산 등)

이런 성분을 이용한 약물도 각 나라에 따라서 상품명과 용량은 다를 수 있고 약의 종류에 따라 복용법도 다양하다.

골다공증 주사

골다공증 주사에는 비스포스포네이트bisphosphonate 계열의 주사도 있지만 최근에는 바이오템프Humanized Monoclonal Antibody를 이용하여 파골세포의 생성을 억제하여 뼈의 재흡수를 방해하는 방식의 약들이 주류를 이룬다.

데노수맙의 작용기전

항체 방식의 데노수맙Denosumab, 프롤리아의 작용 방식은 조골세포Osteoblasts가 분비하는 랭크엘RANKL이 파골세포Osteoclasts 전구세포의 랭크RANK 와 결합할 수 없도록 중간에서 랭크엘을 강제로 차단하는 방식으로 파골세포의 생성을 막음으로써 정상적인 뼈 대사가 이루어질 수 없도록 하여 뼈의 재흡수Resorption를 방해함으로써 골밀도가 나빠지는 것을 막도록 하는 것이다.

이것은 엄밀히 말하면 조골세포가 지나친 파골세포의 생성을 조절하기 위해서 분비하는 오피지OPG를 모방한 것이다. 이들 골다공증 주사의 주성분에는 다음과 같은 것들이 사용되고 있다.

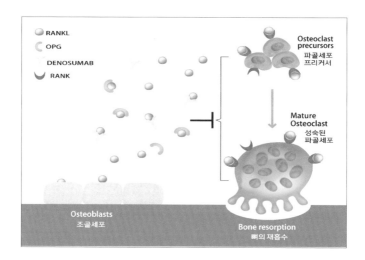

1. **데노수맙**Denosumab : 항체방식Humanized Monoclonal Antibody (미국; Prolia, 한국; 프롤리아)
2. **로모조수맙**Romosozumab : 항체방식(미국; Ivenity, 한국; 이베니티)
3. **이반드로네이트**Ibandronate : 비스포스포네이트 계열(미국; ibandronate injection, Boniva 한국; 본비바, 팜비바)
4. **파미드로네이트**Pamidronate : 비스포스포네이트 계열(미국; pamidronate injection, 한국; 파미론 주사)

5. **졸레드로네이트**Zoledronate : 비스포스포네이트 계열(미국; zoledronate injection, 한국; 졸레드론산 주사)

이들 주사제 중에서 데노수맙은 일반적으로 매 6개월마다 맞는 주사이고, 이반드로네이트, 파미드로네이트는 3개월마다, 그리고 졸레드로네이트는 1년에 한 번 맞는 주사제이다.

데노수맙의 사용기간과 부작용

• **사용 기간** : 데노수맙의 사용 기간은 환자의 골다공증 유형 및 치료 목적에 따라 다를 수 있다. 일반적으로 골다공증 예방 및 관리를 위해 수년 동안 사용될 수 있다.

• **부작용** : 데노수맙 사용 시 일반적으로 나타날 수 있는 부작용에는 근육통, 피로, 구토, 복통, 상지두통 등이 있다.

로모소조주맙Romosozumab(이베니티Evenity)의 사용기간과 부작용

• **사용 기간** : 골다공증 유형 및 환자의 상황에 따라 다를 수 있지만 일반적으로 초기 치료 기간 동안 몇 개월 동안 사용한 후 다른 골다공증 치료법으로 전환된다.

• **부작용** : 로모소조주맙 주사의 부작용에는 발적, 골절(희귀한 경우), 두통, 어지러움, 근육통, 구토 등이 있다. 또한 상지두통은 두통의 한 형태로, 두통이 팔이나 어깨, 목, 뒷머리와 같은 상지 부위로 확장되는 경우를 말한다. 이는 일반적으로 근육의 긴장, 스트레스, 자세의 잘못, 혹은 신경의 압박과 관련이 있을 수 있다.

여성호르몬

여성호르몬인 에스트로겐estrogen 단독으로 혹은 프로게스테론proges-terone과 함께 처방하는 호르몬제로서 여성호르몬이 조골세포의 OPG를 활성화하여 조골세포의 생성을 억제하는 효과를 이용하여 골다공증을 치료하는 방식이다.

골다공증 치료제로서 이 여성호르몬은 폐경기 여성에게 주로 사용되는데, 여성호르몬의 일종인 프로게스테론을 따로 복용하면 자궁내막을 보호하는 장점이 있는 반면 유방암 위험을 증가시키는 것으로 알려져 있다. 자궁이 없는 여성은 예외다.

자궁이 있는 여성이 에스트로겐과 프로게스테론 복합제제를 사용하면 유방암에 걸릴 확률이 높아진다고 하는데, 유방암의 발병 확률은 1만 명 당 8명꼴(5.2년 복용 가정)이다.

전문가들은 유방암이나 자궁내막증 환자, 비정상적 생식기 출혈이 있는 환자는 호르몬요법을 피하라고 설명한다. 중증 간질환 환자도 피하는 게 좋다. 여러 연구에 따르면, 장기간의 여성호르몬요법이 지방간을 일으킬 위험이 있다.

선택적 에스트로겐 수용체 조절제

선택적 에스트로겐 수용체 조절제SERM, Selective Estrogen Receptor Modulator는 에스트로겐 수용체에 특정한 방식으로 작용하여 에스트로겐과 유사한 또는 반대 작용을 나타내는 약물 그룹이다.

이 약물은 에스트로겐 제제의 단점을 극복하기 위해 신체부위에 따라 에스트로겐과 동일한 효과를 발휘하기도 하고, 그 반대로 효과를 저해하는 길항제로도 작용할 수도 있게 만든 약으로 골흡수를 억제하고 골밀도를 증가시켜 골절 위험을 감소하는 것을 목표로 하는 약제라고 할 수 있다.

주요 SERM 약물의 종류

1. **라록시펜**Raloxifene (에비스타Evista) : 골다공증 예방 및 치료에 사용되며, 뼈 손실을 방지하고 유방암 예방에도 도움을 줄 수 있다.
2. **타목시펜**Tamoxifen (놀바덱스Nolvadex) : 유방암 치료 및 예방에 주로 사용되며, 에스트로겐 수용체에 부분적으로 결합하여 유방암 성장억제 작용을 발휘한다.
3. **클로미펜**Clomiphene (클로미드Clomid) : 불임치료에 사용되며, 난소에서 에스트로겐의 생산을 촉진하여 난자 생산을 증가시킨다.

SERM은 에스트로겐 수용체에 결합하여 부분적으로 활성화 또는 억제작용을 나타내는데, 약제의 종류에 따라 각각 다른 유익한 효과를 가져 온다. 예를 들어, 라록시펜Raloxifene은 직접적인 호르몬제는 아니지만, 에스트로겐 수용체와 결합하여 작용하는 선택적 에스트로겐 수용체 조절약물이다. 골격계와 지질대사에서는 에스트로겐과 동일한 효과를 낸다.

하지만 라록시펜은 척추골절의 예방에는 효과적인 반면 비척추골절에는 감소효과가 없는 것으로 알려져 있다. 또 지질대사에서는 고밀도지단백HDL과 중성지방TG, Triglycerides은 증가시키는 반면 총콜레스테롤과 저밀도지단백LDL 수치는 감소시키는 것으로 알려져 있다.

라록시펜은 또 자궁내막과 유방을 자극하지 않아 유방암의 발생 위험을 낮추는 동시에 골격계, 심혈관계에서 에스트로겐의 작용을 유지하는 것으로 알려져 있다. 그렇기 때문에 여성호르몬 대체요법을 실시하지 않고, 유방암의 발생 위험이 높은 폐경 후 여성의 골다공증 예방 및 치료에 사용되고 있다.

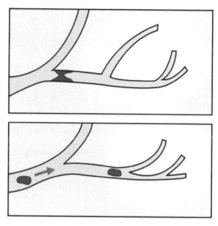

뇌종들과 정맥혈전증

그런데 라록시펜의 부작용으로 치명적인 뇌졸중과 정맥혈전증이 발생할 수 있기 때문에 이 약물을 복용하는 동안 호흡곤란, 몸 한쪽 측면의 약화, 통증, 흉통, 극도의 발한, 열감과 같은 혈전 색전증 발생 징후가 나타나면 반드시 전문가에게 알려 적절한 조치를 취할 것이 요구된다. 색전증은 쉽게 말하자면 혈관 안에서 액체 상태로 흘러야 할 피가 고체인 피떡으로 굳어져서 혈관을 막아버리는 상태이다.

심부정맥은 심장과 연결되는 혈관으로, 피부에서 보이지 않는 깊은 위치에 있다. 동맥을 나온 피는 대부분 이 심부정맥을 통해 심장으로 들어간다. 심부정맥 색전증은 많은 양의 피가 지나가는 심부정맥이 피떡으로 막힌 채 정맥 순환이 이루어지면서 증상이 나타나는 경우를 말한다.

라록시펜은 간 장애가 있거나 자궁내막암 환자, 그리고 남성에게는 투여하지 않는다. 그리고 에스트로겐 복용 후 고중성지질혈증이 있었던 환자나 중증도 신장장애 환자에게 투여할 때는 주의하여야 한다.

또 다른 선택적 여성호르몬 수용체 조절약물인 타목시펜Tamoxifen은 유방암 조직에 부분적으로 결합하여 유방암 성장을 억제하고 유방암 치료와 예방에 사용된다. 그리고 클로미펜Clomiphene은 난소에서 에스트로겐 생산을 촉진하여 난자 생산을 증가시켜 불임 치료에 사용된다.

선택적 에스트로겐 수용체 조절제는 SERM 사용 시 다양한 부작용이 발생할 수 있는데, 이러한 부작용은 개인에 따라 다를 수 있다. 타목시펜과 같은 SERM은 특히, 간암 및 혈전과 관련된 위험이 있을 수 있다고 알려져 있다.

부갑상선호르몬

테리파라타이드teriparatide는 골다공증 관리 및 치료를 위한 주사 치료제로 사용된다. 이 약을 사용하는 목적은 뼈 손실을 줄이고 뼈 밀도를 증가시켜 골다공증 위험이 높은 환자에게 예방적으로 사용된다.

테리파라타이드는 인간 간섭 병적생장 호르몬PTH의 N-끝 단편인 PTH(1-34)를 인공적으로 만든 것이다. 실제로 인체에서 만들어지는

PTH는 뼈에서 칼슘과 인을 빼내어 혈액으로 방출하고, 뼈 생성을 촉진한다.

테리파라타이드는 인체의 PTH와 유사한 작용하도록 하여 뼈 생성을 촉진하고 뼈 손실을 억제하는 것을 목적으로 하는 것이다. 하지만 주사로 투여해야 하므로 불편한 점이 있고 비용이 비싸서 긴 시간 동안 사용하기에는 부담이 많다. 또 장기간 사용 시 부작용이 발생할 수 있으며, 주사 부위 통증, 두통, 어지러움, 근육통, 구역질, 설사 등이 있을 수 있고 특히, 고위험 환자에게는 주의가 필요하다.

미국에서는 포르테오FORTEO, 본맥스BoneMax, 테리프랙TeriFrac과 같은 약물이 있고 한국에서는 포스테오, 테리본과 같은 약물이 있다.

일반적인 테리파라타이드 주사의 부작용

- **주사 부위 통증** : 주사 부위 주변에서 통증이 발생할 수 있다.
- **두통** : 두통이나 어지러움이 발생할 수 있다.
- **근육통** : 근육통 또는 관절 통증이 나타날 수 있다.
- **구역질 또는 설사** : 위장 부작용 중 하나로 구역질 또는 설사가 발생할 수 있다.
- **어지럼증** : 테리파라타이드를 사용하는 동안 어지러움을 느낄 수 있다.
- **단기간 골두안간**intracranial hypertension **상승** : 드물게 두개골 내의 압력이 증가하여 두개 내 구조물에 압력이 가해지는 상태가 발생할 수 있으며, 고혈압, 안압ocular pressure 등을 초래할 수 있다.

테리파라타이드 주사의 사용기간

이 주사의 사용기간은 개별적으로 결정되며, 골다공증환자에게는

2년 동안 사용하는 것이 일반적이다. 장기간 사용 시 부작용이 발생할 수 있으므로, 주로 2년 동안 사용한 후 다른 골다공증 치료법으로 전환하는 것이 일반적이다.

골흡수 억제제와
골형성 촉진제

프롤리아는 골흡수를 억제하는 약물이고
포스테오는 골형성을 촉진하는 약물이다.

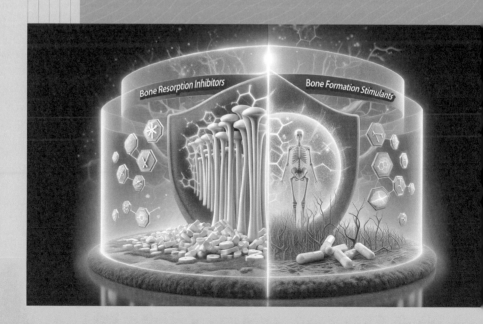

프롤리아와 포스테오는 현재 골다공증에 가장 많이 처방되는 비스포스포네이트Bisphosphonate 계열의 먹는 골다공증 약들과 함께 가장 많이 처방되는 최신 개발 약제들로, 프롤리아는 데노수맙을 주성분으로 하고 포스테오는 테리파라타이드를 주성분으로 하는 약물의 상품명이다.

구분	포스테오	프롤리아
성분명	Teriparatide (내인성 인체 부갑상선 호르몬의 활성 부분 유전자 재조합)	데노수맙(핵인자 카파B 리간드를 활성화하는 리셉터를 방해하는 mRNA 방식의 약물)
종류	골형성촉진제	골흡수억제제
기전	조골세포에 작용하여 뼈 생성촉진, 칼슘의 장내 흡수 및 세뇨관 재흡수를 증가시킴	파골세포의 분화를 촉진하는 세포막 단백질인 RANK의 활성을 억제하여 골소실을 줄여 골량 및 골당도 증강
효능	폐경 후 여성 골다공증, 골절 위험이 높은 남성 골다공증, 골절의 위험이 높은 여성 및 남성에서 지속적인 글로코코르티코이드 요법과 관련된 골다공증의 치료	폐경 후 여성 골다공증, 남성 골다공증
용법	1일 1회 20ug을 대퇴부 또는 복부에 주사, 최대 사용기간 24개월	6개월에 한 번 상완, 허벅지 위쪽 또는 복부에 주사. 칼슘 1,000mg과 비타민D 400 IU 이상을 매일 복용
금기	과민반응 경력, 고칼슘혈증, 중증신장애, 대사성골질환, ALP상승, 골악성종양, 임부 및 수유부	저칼슘혈증, 임부, 과민반응 경력

프롤리아(원료명: Denosumab)의 잘 알려진 부작용

- **근육통 또는 관절통** : 근육이나 관절 통증이 나타날 수 있다.
- **피로 또는 약해짐** : 피로감이나 약해짐을 느낄 수 있다.

- **피부 반응** : 피부가 발적하거나 가려워질 수 있으며, 드물게 피부건조증이 나타날 수도 있다.
- **위장관 증상** : 복부 불편감, 소화 불량, 구토 등 위장관 증상이 나타날 수 있다.
- **두통** : 두통이 주사 후에 나타날 수 있다.
- **골다공증 증상 악화** : 초기에 골다공증의 증상이 잠시 악화될 수 있다.
- **감각 이상** : 드물게 저림, 따끔거림, 화끈거림과 같은 감각 이상이 나타날 수 있다.
- **감염증 증가** : 드물게 감염증 발생이 늘어날 수 있다.

포스테오(원료명: Teriparatide)의 잘 알려진 부작용

- **두통** : 두통은 주사 후에 느끼는 일반적인 부작용 중 하나이다.
- **미열 또는 발열** : 주사 이후에 가열감이나 발열을 느낄 수 있다.
- **구토 또는 메스꺼움** : 위장관과 관련된 증상으로 구토 또는 메스꺼움이 나타날 수 있다.
- **손 떨림** : 포스테오 사용 시 손 떨림이나 미세한 떨림을 경험할 수 있다.
- **근육통 또는 관절통** : 근육이나 관절 통증이 나타날 수 있다.
- **복부통 또는 소화 불량** : 복부 불편감이나 수화불량 등의 증상이 발생할 수 있다.
- **불면증** : 주사 후 수면 문제나 불면증이 생길 수 있다.
- **호흡곤란** : 드물게 호흡곤란이 나타날 수 있다.

이런 사람은
칼슘제를 먹어서는
안 된다?

칼슘이 인체에서 하는 역할이 많다 보니
칼슘의 섭취를 금하는 처방을 받게 되는 경우가 많다.

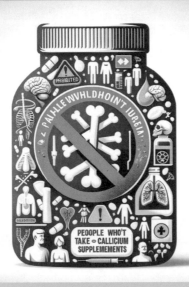

칼슘의 과도한 섭취는 일부 질병 및 상태와 연관될 수 있기 때문에 칼슘 섭취를 제한하거나 조절해야 한다는 몇 가지 질병 및 약물에 대한 설명이다.

하지만, 이들 설명의 상당부분은 매우 일방적인 해석을 담고 있어서 각자의 상황에 맞는 균형 잡힌 판단이 필요하다는 것이 나의 생각이다.

신장결석(신석) : 신장결석은 콩팥에 칼슘이 쌓여서 돌이 되는 것으로 여겨지기 때문에 과다한 칼슘 섭취가 신장이나 요로의 결석의 위험이 증가시킬 수 있으므로 이런 증상이 있는 사람들에게는 칼슘의 섭취가 제한해야 한다고 한다.

갑상선기능저하증 : 갑상선기능저하증은 갑상선의 기능이 충분하지 않아 대사율이 감소하는 상태로 이 경우 칼슘대사가 감소하고 골다공증의 위험이 높아지므로 과도한 칼슘 섭취를 피해야 한다고 한다.

일부 암 치료약물 : 일부 암 치료약물은 골감소를 유발할 수 있다. 이런 경우 과도한 칼슘 섭취는 골감소 위험을 더 증가시킬 수 있기 때문에 주의해야 한다고 말한다.

칼슘 채혈약 : 일부 칼슘 채혈약은 혈액의 칼슘 농도를 낮추는 데 사용될 수 있다. 이런 경우 의사의 지시에 따라 칼슘 섭취를 조절해야 한다고 권고된다.

심혈관계질환 : 과다한 칼슘 섭취는 심혈관질환의 위험을 증가시킬 수 있어서 고혈압, 협심증 등의 심혈관계질환을 가진 사람들은 칼슘 섭취를 적절히 조절해야 한다고 한다.

예를 들어 항응고제로, 혈전의 형성을 억제하거나 혈전을 약화시키는 데 사용되는 라록시펜이라는 약물은 주로 혈전성 정맥혈전증, 폐색전 등과 같은 혈전 관련 장애의 예방 및 치료 목적으로 처방된다.

칼슘을 포기하는 것은 전체를 포기하는 것과 같다

이 장에서 내가 하는 이야기는 의료계의 일반적인 생각과는 많이 다를 수 있다. 하지만 나는 우리가 건강을 생각할 때 긴급을 요하는 경우가 아니라면 어느 특정 부분만을 고려해서는 안 된다고 생각한다. 그래서 이 이야기가 많은 의료 전문가들의 반박과 비난이 있을 것이라는 점을 모르지는 않지만 우리 모두가 곰곰이 생각해 봐야 할 문제이고 '일반인들보다는 의료전문가들이 숙고해야 할 중요한 아젠다' 라고 믿는다. 이야기는 길게 하면 할수록 복잡해질 수밖에 없으므로 간단한 예를 하나 들어보고 싶다. 가령 어떤 사람이 건강검진에서 경동맥에 석회화가 발생된 것을 발견했다고 하자.

이런 경우 의료진의 첫 번째 질문은 무엇일까? 혹시라도 그 첫 질문이 "칼슘제 드세요?" 라는 것이라면 정말 실망이다. 그렇게 질문하는 의료진의 다음 이야기는 "칼슘제 드시면 큰 일 납니다."가 될 것이고, 그런 이야기를 듣게 된 환자는 그 순간부터 칼슘에 대한 부정적 인식으로 가득 차게 될 것이기 때문이다.

원인부터 따져 보고 합리적인 결론을 도출하자

자, 그렇다면 경동맥 석회화의 원인은 무엇일까? 의료진은 그 원인에 대해서 확신할 만한 이유와 근거를 가지고 있을까?

대부분은 그렇지 않다. '석회화'라는 '발견된 현상'에 대해서만 집중을 하고 그 문제를 해결 할 수 있는 가장 편리한 답변을 추구한 결과가 바로 "칼슘제 드시면 큰 일 납니다." 라면 얼마나 한심한 일인가 말이다. 사실 이것이 현대의학의 기본 수단인 대증요법이 가진 맹점이자 문제점이다.

석회화에 대한 원인을 찾아서 그것을 제거하면 인체에서 수많은 일을 하기 때문에 늘 일정한 양의 칼슘을 혈액 속에 유지하도록 매 순간 칼슘을 공급하고 배출을 하게 되어 있는 인체의 기본 메커니즘을 거스르는 황당 처방을 하지는 않을 것이다.

평생 동안 칼슘제를 모르고 살아온 사람도
경동맥 석회화가 발생한다

경동맥만이 아니라 신장결석, 요로결석 등 신체 전반에서 발생할 수 있는 칼슘의 석회화 현상은 칼슘제를 섭취하는 사람에게만 일어날까?

결코 그렇지 않다. 평생 동안 칼슘제가 무엇인지도 모르고 살아 온 사람들에게서도 발생한다. 반대로 평생 동안 칼슘제를 섭취하는 사람들 중에서도 그런 석회화를 겪지 않는 사람들은 얼마든지 있다.

그렇다면 칼슘제의 섭취가 석회화의 근본적인 원인이 아니라는 것은 매우 분명한 사실이다. 그러면 도대체 우리 장기에 쌓인 칼슘들은 어디서 온 것일까? 그것은 바로 우리 몸의 칼슘 저장소인 뼈에서 온 것이며, 매일 매일 우리가 먹고 있는 음식물 속에 들어 있는 칼슘에서 온 것이다. 자, 이제 결론은 자명해진다.

우리가 칼슘이 들어 있지 않은 식품을 골라서 섭취할 수 있다고 하더라도 우리는 뼈를 가지고 있으니 인간은 태생적으로 칼슘이라는 원인 물질을 가지고 있기 때문에 석회화는 칼슘의 섭취가 문제가 아니라는 것이다. 이쯤 되면 "칼슘 섭취가 가능성을 높일 것 아니냐?" 라고 한마디 더 할지도 모른다. 하지만 미안하게도 그런 주장은 인체에서의 칼슘대사나 뼈 대사 메커니즘을 제대로 이해하지 못하는 사람들이나 할 수 있는 소리에 불과하다.

칼슘이 아니라 염증을 제거하라

앞장에서도 설명했지만 칼슘의 석회화는 우리 몸에 발생한 상처를 패치patch하는 인체의 자기치유 과정의 하나로 보는 것이 옳다.

그렇다면 그 해결 방안도 다른 것이 되어야 한다. "인체에서 상처를 만들지 않도록 하는 것." 해결책은 쉽지 않지만 이해하기 쉬운 말로 하자면 우리 몸에서 염증을 만들지 말아야 한다는 것이다. 그것이 혈관이든 신장이든, 근육이든, 관절이든, 심장이든, 그 어디가 되었더라도 말이다.

심혈관질환이 있다고 콜레스테롤도 최대한 낮추고 칼슘의 공급도 중단하면 건강하게 장수할 수 있다고 과연 누가 장담할 수 있단 말인가? 콜레스테롤이 너무 낮으면 사망률이 높아진다는 통계도 있고, 콜레스테롤의 관리기준을 낮추고 훨씬 많은 사람들에게 콜레스테롤 약을 처방하지만 실제로 심장병 사망률이 줄었다는 통계는 없다는 사실, 그리고 칼슘 섭취를 제한한 결과 부정맥이 더 악화되고, 골다공증과 골절이 증가하고, 이명증이나 이석증이 더 많이 발생한다는 사실들을 종합해 보면 과연 그러한 대증요법적인 접근이 우리 인류의 진정한 건강 증진에 얼마나 도움이 된다고 할 수 있겠는가!

결과적으로 우리는 '염증 제거'라는 새로운 숙제를 안고 있다. 아니러니 하게도 그 해결책은 우리가 매우 잘 알고 있는 것들이다. 다양한 좋은 음식을 골라서 골고루 잘 먹고, 과식하지 않고, 과음하지 않고, 적당히 운동하고, 적당히 배변하고, 적당한 수면을 취하면 간단히 해결될 일이다.

어린 아이들이 우리가 지금 언급하고 있는 이런 문제를 가지고 있다는 소리는 눈을 씻고 봐야 할 만큼이나 드물다. 결국 이러한 모든 문제가 우리들의 잘못된 생활습관이 하루하루 쌓여서 생겼다는 것이다. 젊은 사람들은 이제부터라도 제대로 된 건강한 생활습관을 지키면 해결될 일이지만 이미 문제가 발생한 사람들은 단순히 생활습관만 바꾼다고 해서 쉽게 문제가 다 해결되지는 않는다. 그래서 우리는 생활습관 변경 이외에 이미 발생한 염증을 제거할 수 있는 영양소에 주목하게 되는 것이다.

처방약의 효능 및
부작용을 확인하는 법

많은 사람들이 약을 처방 받아도
그 약에 대한 기본적인 정보를
거의 모르고 복용하는 것은 큰 문제이다.

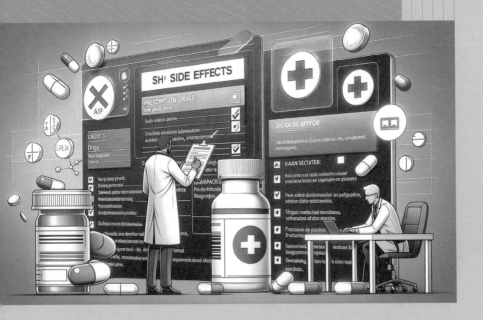

칼슘의 흡수를 방해하고 골손실을 유발하는 대표적인 약물은 면역 억제 작용으로 염증과 부종을 감소시키는 글루코코르티코이드glucocorticoid이다. 이런 약물의 종류에는 알레르기, 천식, 자가면역질환(류마티스 관절염, 루퍼스, 과민성대장증상, 암, 건선, 신장 약, 간장 약, 습진, 녹내장, 포도막염 약, 당뇨 약, 위산분비억제제, 항경련제, 장기이식 약물, 안드로겐 수용체 억제제(남성), 이 뇨제 등을 비롯해 엄청나게 많은 종류의 약들과 또 흔하게 칼슘채널차 단제, 고혈압 약 등이 있다.

더 문제가 되는 것은 처방약 중에 '칼슘채널차단제' 형태의 약물이 의외로 많다는 것이다. 제약사들의 설명에 따르면 대부분의 약들은 해당 부위에만 국소적으로 약물이 작용하기 때문에 인체의 칼슘대사에 영향을 미치지 않는다고 설명하지만 나의 경험으로는 사실과 다른 설명이라고 생각한다.

왜냐하면 칼슘채널차단제 계열의 혈압 약을 장기간 복용하는 환자들은 골밀도를 높이는 것이 수월치 않다는 것이고 그런 환자들이 다른 종류의 혈압 약으로 바꾸었을 때 이전과는 달리 골밀도의 향상이 이루어지기 때문이다.

처방약에 관한 자세한 정보는
인터넷에서 얼마든지 찾아 볼 수 있다

자신이 처방 받은 약에 대한 자세한 정보를 알고 싶으면 인터넷 검색엔진(네이버, 구글 등)을 이용하면 쉽게 찾아볼 수 있다.

예를 들어, 한국에서 네이버를 이용해 처방약에 관한 정보를 찾아보는 방법을 알아보자.

먼저 네이버에서 대한민국 식약처가 운영하는 '의약품 안전나라'를 검색한다.

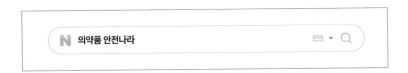

의약품 안전나라를 클릭하면 아래와 같은 화면이 나온다. 이 화면에서 화살표로 표시한 검색창에 자신이 찾고자 하는 약의 이름을 입력하여 검색하면 해당 약물의 리스트가 나온다.

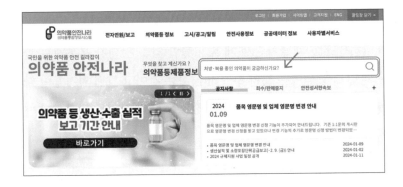

이렇게 해서 나온 링크를 클릭하면 해당 약물에 대한 효과, 효능, 부작용, 주의사항, 임상결과 등 다양한 정보를 알 수 있다. 특히, 부작용과 주의사항 등을 자세히 읽어 보면 의료진이 미처 확인하지 못한 사항을 확인할 수 있으므로 환자나 환자 가족이 반드시 확인할 필요가 있고 궁금한 사항에 대해서는 의료진에게 반드시 문의하는 습관을 가지는 것이 중요하다.

황금알을 낳는
골다공증 약에 대한 검증

2019년 한 해 동안 골다공증 약은
미국에서만 무려 50억 달러(6조 5천억 원)
이상이 판매되고 있다.

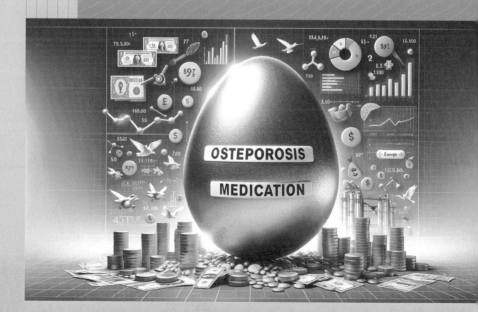

미국 골다공증 약 시장규모(2016-2027)

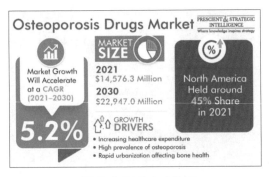

미국 골다공증 약의 시장규모

미국 내 골다공증 약의 시장규모는 2019년 현재 약 50억 달러를 기록하고 있고, 매년 약 4% 이상의 증가를 예측하고 있다.

한편, 2019년 현재 북미 시장에서의 골다공증 약 종류별 시장점유율은 '프롤리아'와 같은 '랭크엘RANKL 억제제'가 절대적인 시장점유율을 기록하고 있고, 두 번째로는 호르몬 대체요법이 약 20%, 세 번째는 먹는 골다공증 약을 중심으로 한 비스포스포네이트bisphosphonate 계열의 약이 차지하고 있으며, 네 번째는 선택적 에스트로겐 수용체 조절제가 차지하고 있다.

대한민국도 북미 시장과 궤를 같이 한다는 점에서 본다면 상당한 규모의 골다공증 약 시장이 형성되어 있다고 할 것이다. 자세한 통계를 확인할 수는 없지만 「데일리팜」 보도에 의하면 2021년 한 해 동안 대한민국에서 판매된 프롤리아 주사는 시장규모가 1천억 원을 넘어섰다고 한다.

미국시장에서의 연 4% 성장을 감안하면 2023년에 미국에서는 58억 달러, 한화로는 7조 6천억 원의 매출을 기록할 것으로 전망된다.

황금알을 낳는 골다공증 약이 골다공증을 더 부른다

사실 골다공증 약은 공식적으로는 골밀도를 증가시키는 것이 목표가 아니라 '골절예방'을 목적으로 하는 약이다. 그러기 때문에 골밀도를 유지하기 위해서는 칼슘과 비타민D를 함께 섭취해야 한다고 하는 것이다.

그런데 몇 차례 언급한 것처럼 대부분의 골다공증 약은 정상적인 뼈 대사를 방해하기 때문에 칼슘과 비타민D의 보충에도 불구하고 실질적인 골밀도 회복을 이루기에는 태생적인 취약점을 안고 있다.

그럼에도 불구하고 골다공증 약의 문제점이라든지 부족한 점을 솔직하게 공유하거나 교육하지 않고 무조건 치료를 받지 않으면 골절이 올 것이라고 환자를 위협하는 것은 이렇게 큰돈을 낳는 제약사들의 이익과 병원의 이익이 손잡게 되면서 발생하는 현대 사회의 가장 우울한 단면들 중의 하나라고 할 것이다.

임상보고서의 개선 효과는 얼마나 믿을 수 있나?

골다공증 약들의 임상보고에서 "골절률이 몇 퍼센트 감소되었다."라고 말하는 것을 깊이 들여다보면 그 비율이라는 것이 절대 비교가 아니라 상대 비교라는 점과 상승률 혹은 감소율 비교라는 점에서 일반인들에게 환상을 심어주고 오인을 유발한다는 점은 의료계가 자성해야 할 심각한 문제라고 생각한다.

예를 들어, 프롤리아prolia 주사의 효과를 이야기할 때 제약사의 발표에 따르면 "3년간의 프롤리아 치료효과는 골절률 감소가 68%로 입증되었다"는 식으로 설명한다. 그 구체적인 내용을 살펴보면 프롤리아 치료를 받지 않은 골다공증환자의 신규 골절률은 7.2%였는데 반하여 프롤리아 치료를 3년 동안 받은 환자의 신규 골절률은 2.3%였다는 것이다.

골다공증약이 인체의 정상적인 뼈 대사bone metabolism 메커니즘을 방해하기 때문에 제대로 된 골밀도 상승을 기대하기 어렵다는 이야기는 접어두고, 제약사의 주장을 100% 인정한다고 하더라도 "프롤리아의 골절 감소 효과는 전혀 치료를 받지 않은 사람에 비해서 골절 위험이 4.9% 줄었다." 라고 말하는 것이 정확하다. 그런데도 68%의 골절 감소 효과가 있다는 주장은 골절 감소 효과 4.9%를 치료받지 않은 사람의 신규 골절률(7.2%)로 나눈 값으로 발표했기 때문에 가능했던 것이다.

기초 데이터가 아무리 동일하다고 해도 4.9%의 효과가 있다고 말하는 것과 68%의 효과가 있다고 말하는 것은 환자에게 주는 의미가 너

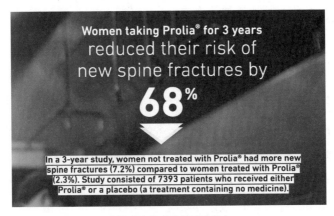

프롤리아 효과와 골절률 감소

무나도 다르다. 그야말로 통계 방식을 바꾸어 환상을 만들어 내는 마술을 연출하는 것에 다름이 아니다. 각국의 보건당국이 제약사의 이런 표기 방식을 방관하는 것은 그들이 환자의 편이라기보다는 제약사의 편이라는 의구심이 들기에 충분하다.

내가 이런 이야기를 하는 이유는 제약사나 병원의 이익을 방해하거나 일방적인 비난을 위한 것이 아니다. 우리는 어떤 방법으로라도 골다공증 환자들이 실질적으로 골밀도의 개선을 보장할 수 있는 방법을 수립해야 하고, 그것이 약이건 보충제이건 부족한 점과 문제점들을 있는 그대로 공개해 환자들이 자신의 골다공증 치료 방법에 대해서 자기 선택권을 가질 수 있도록 해야 한다는 것이다.

골다공증 치료효과에 대한 국가적 검증이 필요하다

지난 20년간 골다공증으로 고생하는 수많은 골다공증환자들과 교류하면서 뼈저리게 느끼게 되는 것은 과연 국민건강을 담보해야 할 보건당국이나 의료기관이 처방되는 약물의 실질적인 치료효과에 대해서 심각하게 고민하고 검증하는 노력을 전혀 기울이지 않는다는 것이다.

약의 판매를 허가할 때 제약회사의 임상보고서만을 가지고 평가하는 것은 약의 초기 판매 단계에서나 허용될 수 있다는 것이 나의 생각이다. 약의 판매가 이루어져 의료 현장에서 실제로 판매되고 일정 기간이 지나면 국가기관의 감독 하에 제3의 검사기관을 통해 해당 약물의 실질적인 약효 및 부작용에 대한 평가가 있어야 하는데, 그런 일이 이루어지고 있다는 이야기는 들어본 적이 없다.

골다공증 약에 대해서만 국한해서 말한다고 하더라도 대한민국과 같이 의료 보험체계가 세계 어떤 나라보다도 잘 확립된 국가에서는 처방약의 실태만 파악할 것이 아니라 치료효과도 함께 점검하는 제도적 장치만 제대로 만들어도 골다공증 치료에서 실패한 수많은 환자들이 이런 치료제 돌려막기의 희생자가 되지도 않을 것이고, 국가적 비용의 낭비도 얼마든지 막을 수 있을 것이다.

이런 국가 제도의 수립과 그 제도가 제대로 작동할 때만이 골다공증환자들이 실질적으로 골밀도를 회복할 수 있는 길이 무엇인지를 확인할 수 있게 되고 보다 적은 비용으로, 보다 많은 환자들이, 보다 빠른 시간 내에 골다공증에서 벗어나게 될 것이다.

하지만 중요한 문제는 이런 일이 몇몇 사람의 노력이나 외침으로 가능해지는 것이 아니라 실제로 의료산업의 열쇠를 쥐고 있는 제약사, 병원, 학자, 의사, 약사, 소비자들이 하나의 페이지 위에 서 있어야 한다는 것이며, 아무래도 더 많이 가진 자, 많은 권력을 가진 자들에 대한 사회에 대한 책임감 제고가 필요한 부분이라는 점을 다시 한 번 강조하고 싶다.

CHAPTER 6

당신이 몰랐던
골다공증 이야기

당신의 칼슘제가
섭취도 흡수도
어려운 이유

많은 사람들이 칼슘제를 섭취하면 속도 불편하고
소화도 잘 안 되며 변비가 온다고 호소한다.
그런데 정말 이런 호소에
대응할 수 있는 뾰족한 해결책은 없는 것일까?

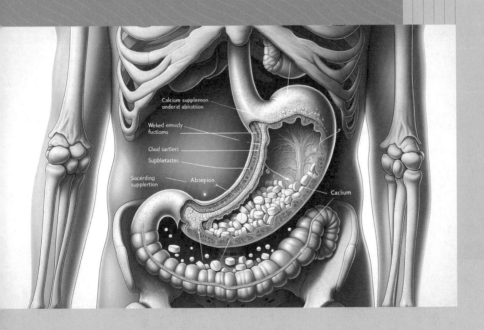

소화기능의 약화가 칼슘제의 섭취와 흡수를 어렵게 한다

일반적으로 칼슘의 섭취와 흡수가 소화기능과 관련이 있다는 생각은 잘 하지 않는다. 하지만 20대의 젊은 시절을 상기해 보라. 우리는 그런 나이를 "돌을 먹어도 녹일 수 있는 나이"라고 말한다. 그것은 무슨 뜻일까? 그

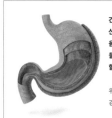

건강한 사람의 위산은 산도(pH)가 1.5 전후로 음식물이나 보충제에 들어있는 칼슘을 이온화할 수 있는 힘이 있다.

위산의 산도(pH)의 변화는 강도 10배의 차이가발생한다.

인체에서 칼슘 흡수에
가장 영향을 주는 소화기관

말은 20대의 나이에는 위산의 품질이 대단히 높다는 뜻이다. 위산은 산도(pH)가 1.5 전후로 알려져 있다. 엄청난 강산이다. 말 그대로 무엇이라도 녹여 버릴 수 있다는 뜻이다.

하지만 나이가 들면서 사람들은 소화기능의 약화를 경험하게 된다. 그 이유는 다양하지만 결론은 위산의 품질이 나빠졌다는 것이다. 가령 어떤 사람의 위산의 산도가 3.5가 되었다고 가정하자.

산도 1.5와 3.5의 차이는 겨우 2에 불과하다. 하지만 산도가 2만큼 높아졌다는 말은 위산의 강도가 '100배 약해졌다'는 뜻이다. 우리는 평생에 걸쳐서 거의 비슷한 음식을 섭취한다. 그런데 위산의 강도가 100배나 약해졌다면 소화가 어려워질 것은 자명하다.

미네랄은 광산에서 왔다

우리가 많이 접하게 되는 칼슘, 마그네슘, 아연과 같은 물질을 미네

랄(무기질)이라고 한다. 미네랄Mineral은 광산을 뜻하는 '마인Mine'이라는 말에서 왔고, 중세 라틴어 '미네랄레Minerale'가 변하여 영어에서는 미네랄Mineral이라는 단어가 탄생한 것이다. 광산에서 왔다면 광물질이다. 간단히 말하자면 돌덩이, 쇳덩이 같은 것이라고 생각하면 쉽다. 우리가 돌덩이, 쇳덩이와 같은 물질을 소화시키기 위해서는 위산의 품질이 무엇보다도 중요할 것이라는 점은 깊이 생각해 보지 않아도 쉽게 이해할 수가 있다.

이런 이유 때문에 일반적인 위염, 위축성 위염, 장상피화생, 위궤양 등의 위장질환이 있는 사람들이 골다공증에 걸릴 확률이 더 높아진다. 위장질환이 없다고 하더라도 나이가 들면 소화기관의 노화도 피하기 어렵기 때문에 노년에 골다공증에 많이 걸리게 되는 가장 근본적인 원인은 바로 위산의 품질 저하와 소화효소의 부족, 그리고 소화기능의 저하라고 할 수 있다. 그래서 골다공증에 걸린 사람들의 골밀도를 개선하려면 소화기능을 향상시키기 위한 노력이 필요한데, 사실 소화기능을 회복시킨다는 것은 매우 어려운 일이다. 그렇다면 어떻게 이런 사람들에게 소화기능과 상관없이 미네랄을 소화 흡수하게 할 것인가가 중요한 과제가 된다.

칼슘은 자연에서 이온 상태로 존재할 수 없다

칼슘Calcium은 인체가 필요로 하는 미네랄 중에서 가장 많은 양이 요구되는 성분이다.

칼슘이라는 단어는 대리석limestone을 뜻하는 라틴어 'Calx'에서 유래했고 1808년 영국의 험프리 대비Humphry Davy 경에 의해서 처음 분리되었다.

대부분의 일반인들은 자신이 섭취하는 칼슘제들을 그저 '칼슘'이라고 생각한다. 하지만 모든 칼슘제의 레이블을 보면 탄산칼슘Calcium carbonate, 산화칼슘Calcium Oxide, 구연산칼슘Calcium Citrate, 젖산칼슘Calcium Lactate, 글루콘산칼슘Calcium Gluconate과 같이 적혀 있다.

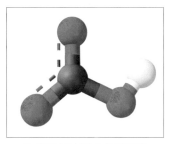

CaCO3 (탄산칼슘 분자구조)

이 말은 자연에 존재하는 모든 칼슘은 칼슘이온 단독으로 존재할 수 없다는 뜻이다. 그 이유는 칼슘 이온이 전기를 띠고 있어서 안정된 상태가 되기 위해서는 그에 상응하는 어떤 물질과 결합해야 하기 때문이다. 여자와 남자가 혼자 있을 때 외로워하고 함께 합치려고 하는 것과 같은 이치이다.

이렇게 칼슘과 무엇인가가 결합된 상태를 '결합칼슘Calcium Complex'이라고 부른다. 반면에 그 붙어 있던 것이 떨어져서 칼슘 이온 자체로 존재하게 될 때 이것을 '이온화 칼슘Ionized Calcium,' '원소 칼슘elemental calcium,' 또는 '자유칼슘Free Calcium' 등으로 부른다.

칼슘이 제대로 소화돼 세포 레벨에서 흡수되어 사용되려면 '결합칼슘'이 '이온화 칼슘'으로 바뀌어야 하는데, 이런 분해 작업이 이루어지는 곳이 위stomach이다. 그리고 이 분해 작업에서 가장 중요한 것이 위산의 역할이다. 그래서 골밀도 향상이 필요한 사람이라면 그 사람의 연령과 성별에 상관 없이 소화기능, 특히 위의 기능을 향상시키는 노력이 반드시 필요하다.

미네랄을 이온화시키면 소화력이 약해도 문제가 되지 않는다

앞에서도 말했지만 위의 기능에 문제가 생기거나 위산의 품질이 나빠지면 우리가 먹는 음식 속에 들어 있는 칼슘이나 보충제로 섭취하는 칼슘이 제대로 이온화 되지 못한다.

칼슘, 마그네슘과 같은 미네랄은 이온화 되면 전해질로서 물에 100% 용해된다. 이렇게 물에 완전히 용해된 미네랄은 위산의 품질이 좋고 나쁜 것에 상관없이 소화시킬 수 있기 때문에 섭취했을 때 속이 쓰리다거나 변비를 유발하지 않게 된다.

문제는 일반적으로 미네랄을 이온화시키기 위해서는 강한 산을 쓸수밖에 없고, 또 강한 산으로 이온화시키더라도 그것은 일시적인 현상으로서 시간이 지나면 다시 결합하게 되는 어려움이 있다.

이런 칼슘 분해의 어려움을 해소하여 소화기능이 떨어지거나 위산의 품질이 좋지 않은 사람들도 문제없이 섭취할 수 있도록 하기 위해서 개발된 것이 바로 '이온칼맥'Ionized Calcium & Magnesium Complex'이다. '이온칼맥'에 대한 자세한 내용은 '이온화 칼슘 마그네슘 컴플렉스' 편을 참조하기 바란다.

위염, 위궤양,
장상피화생부터
다스려라

위가 건강하지 못하면 골밀도를 개선하는 것은 물론
전반적인 건강을 제대로 유지하기 어렵다.

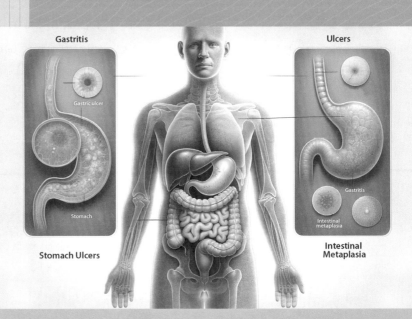

대책 없는 위염, 위궤양과 장상피화생

나이가 들어가다 보면 자기도 모르는 사이에 늘 속이 거북하고 소화가 잘 안 되는 것을 느끼게 된다. 하지만 대부분의 사람들은 '그러다가 좋아지겠지' 하는 생각으로 십 년, 이십 년의 세월을 지나치게 된다.

그러다가 어느 날 아무 생각 없이 건강검진을 했는데 위염, 위축성 위염, 위궤양, 장상피화생, 헬리코박터 보균 등의 판정을 받고 한편으로는 어이없고 한편으로는 걱정으로 마음이 가득하게 된다.

헬리코박터 파일로리균은 보통 항생제로 제균이 가능하지만 위염, 위궤양, 장상피화생의 경우에는 백약이 무효인 경우가 대부분이고, 제산제나 궤양약과 함께 "싱겁게 드시고, 매운 것 드시지 말고, 식사를 잘 가려 하세요." 라는 말을 듣고는 병원 문을 나서지만 정작 증상은 개선되지 않는다.

먹으면 위가 쓰리고 아프니 뭘 먹는다는 것도 재미가 없다. 그렇게 되면 아무래도 고른 영양소의 섭취가 어려워지게 되어 자기도 모르는 사이에 체중도 줄고, 기력이 떨어지게 된다. 나이 들면 이렇게 되는 게 당연하다 싶기도 하지만 이런 상황이 지속되면 정신적으로도 예민해지고 사는 게 너무 힘들다는 생각을 하게 한다.

위를 고쳐야 전반적인 건강이 회복된다

나는 지난 이십여 년 동안 수많은 골다공증환자를 만나면서 골다공증환자의 상당 부분이 소화기능이 현저하게 떨어진 경우가 많고, 저체중이나 과체중인 사람들이 의외로 많다는 사실을 발견했다.

　이런 사실을 기초로 소화기능의 저하가 골밀도의 감소와 어떤 관련이 있는지를 오랜 기간 조사하다가 '위산의 품질'은 외부에서 인체로 들어오는 음식물의 '소독'과 '분해'에 직접적인 영향을 준다는 점에 더욱 주목하게 되었다.

　건강한 젊은이가 골다공증에 걸리는 일은 거의 없다는 점이나 무엇을 먹어도 소화를 시키는 데 문제가 없다는 것은 무엇보다도 그런 나이에 있는 사람들의 위산의 산도$_{pH}$는 1.5 전후의 강산이라는 것이다.

　위산의 품질이 이렇게 좋을 때는 음식물의 소독이나 분해에 아무런 문제가 없다. 그런데 과식, 과음, 흡연, 부정기적인 식사 생활 등은 위산의 산도를 2.5, 3.5와 같이 점점 떨어뜨린다.

　위산의 산도가 1이나 2가 달라졌다고 위기능이 그렇게 나빠진다? 이해하기 어려운 산수 문제다.

　그런데 산도가 1이 달라지면 위산의 힘은 10배가 낮아지고, 2가 달라지면 100배, 3이 달라지면 1천 배가 낮아진다. 이런 계산 단위를 대수$_{logarithm}$라고 한다. 10의 승수로 강도가 바뀐다는 말이다.

　이걸 알고 나면 젊은 시절보다 수 백 배에서 1천 배 이상 약해진 위산으로 음식물을 제대로 소화시킨다는 것은 불가능한 일이었다는 것을 당연하게 이해할 수 있게 된다. 그래서 "칼슘이 위 속에 들어가면 모두 이온화가 되는데, 이온칼맥이 무슨 소용이 있느냐!"고 말하는 사람들은 이런 아주 기초적인 상식이 결여되었다고 생각하면 된다.

나의 위산은 왜 몇 백 배나 약해졌을까?

위액의 분비는 신경호르몬에 의해서 조절되는데, 기본적으로는 위에서 말뭉치corpus라고 불리는 곳에 위치한 위벽세포parietal cell에서 분비된다. 그리고 위의 아래쪽에 위치한 공동Antrum이라는 부분에서는 가스트린gastrin이라는 위액분비 촉진물질이 분비된다.

이렇게 위산은 위벽에서 분비되기 때문에 위벽세포에 염증이 생기거나 위벽세포가 변질이 되어 장벽세포로 바뀌는 장상피화생으로 발전되는 경우에는 기본적으로 위산을 제대로 분비하기도 어렵고 분비된다고 하더라도 속이 쓰리고 아프게 되기 때문에 제산제를 섭취해서 위산을 중화시켜 버리게 되니 위산이 나와도 제 역할을 할 수 없는 상태가 되는 것이다. 이럴 때 속이 쓰리다고 제산제를 장기간 복용하게 되면 위 기능은 더 무력화 된다.

이런 내용을 알고 있다고 하더라도 문제는 제산제 외에는 딱히 당장의 불편함을 해소할 수 없다는 것이고 그 결과로 위벽 세포를 건강한 상태로 복구시키는 것은 요원한 일이 되고 만다.

더군다나 골다공증에서 벗어나기 위해서는 칼슘의 분해가 매우 중요한데, 칼슘은 고사하고 일반식품조차도 제대로 소화시키기 어려운 상태로 망가져서 위산의 품질이 나빠지면 칼슘을 비롯한 미네랄의 소화 흡수는 매우 어려워진다.

양배추에 들어 있는 비타민U라고 불리는 에스-메틸메티오닌S-Methyl-methionine이라는 성분이 있어서 위점막을 재생시키는 데는 양배추 달인 물이 도움이 되는 경우도 있다. 하지만 심한 궤양이나 위염의 경우에는 이것으로는 해결이 안 되는 경우가 너무 많아서 병원에서도 "뾰족한 방법이 없으니 식생활을 조심하세요." 라는 말 이상을 듣기 어렵다.

그런 점에서 최근 개발된 유청단백질whey protein 발효 추출물, 양배추 추출물, 매스틱 검 등의 복합물질이 헬리코박터 제균효과와 더불어 위염, 장상피화생 등이 유발된 위벽세포를 회복시켜 속쓰림, 소화불량, 위산역류, 과민성대장증상을 개선할 수 있다는 소식은 매우 고무적이라고 하겠다.

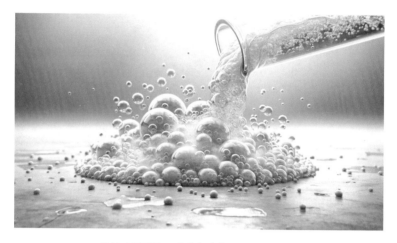

위산의 품질은 소화력에 가장 중요한 요소이다

당신이 먹는
칼슘의 종류와 그 실체

'칼슘보충제'라고 하면 모두 같은 것으로 생각하지만
세상에는 수많은 종류의 칼슘제가 있고
그 성분 구조와 함량도 모두 다르다.

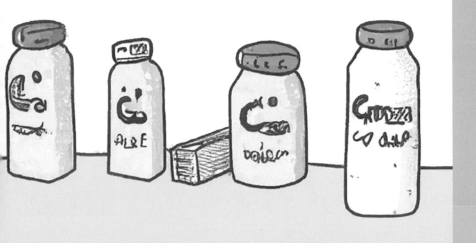

성분으로 본 칼슘의 종류와 그 속에 들어 있는 칼슘의 양

어느 날 느닷없이 칼슘제를 섭취하게 되는 경우가 대부분이다 보니 일반 사람들은 '칼슘제'라고 하면 상표만 다를 뿐 성분은 모두 같은 것을 생각한다.

하지만 앞 장에서 설명한 것처럼 칼슘은 자연 상태에서 홀로 존재할 수 없어서 무엇인가 다른 것과 결합되어 있는 결합칼슘Calcium Complex의 형태를 띠고 있다.

가장 흔하게 만나게 되는 탄산칼슘

탄산칼슘을 가장 흔하게 만나게 되는 이유는 아무래도 탄산칼슘이 지구상에 가장 흔하게 존재하고, 그 속에 들어 있는 칼슘의 함량 또한 가장 높아서 원료 가격이 싸고 투입되는 원료의 양 또한 가장 적어서 원가가 가장 덜 들기 때문이다.

탄산칼슘Calcium Carbonate 외에도 우리가 자주 만나게 되는 칼슘으로는 구연산칼슘Calcium Citrate, 젖산칼슘Calcium Lactate, 글루콘산칼슘Calcium Gluconate 이 있다. 이들 칼슘은 종류에 따라 그 속에 들어 있는 칼슘 함량이 매우 다르다.

종류별 칼슘의 함량과
1,000mg의 칼슘제를 만들기 위해 필요한 원료의 양

칼슘의 종류	칼슘 함량	1,000㎎을 얻기 위한 원료의 양
탄산 칼슘 (Calcium Carbonate)	40%	2,500 mg
구연산칼슘 (Calcium Citrate)	21%	4,761 mg
젖산칼슘 (Calcium Lactate)	13%	7,692 mg
글루콘산칼슘 (Calcium Gluconate)	9%	11,111 mg

표에서 보는 것처럼 한 알에 1,000mg짜리 칼슘제를 만들기 위해서 필요한 원료의 양은 탄산칼슘으로는 2.5g이 필요하지만 글루콘산칼슘을 사용한다면 무려 11.11g이나 필요하기 때문에 시중에 나와 있는 많은 칼슘보충제는 탄산칼슘으로 만들어진다.

탄산칼슘과 글루콘산칼슘, 어떤 것이 더 좋을까?

칼슘은 종류에 따라 구조가 다른데, 위의 예에서 보면 탄산칼슘과 글루콘산칼슘의 분자구조는 매우 다르다.

탄산칼슘의 구조는 글루콘산칼슘에 비해서 매우 간단하다. 구조가 간단하면 각 입자의 결합력이 훨씬 강하고 단단한 구조를 가지며, 동일 중량 안에 더 많은 칼슘이 들어갈 수 있다.

반면에 글루콘산칼슘과 같이 구조가 복잡하면 각 입자 간의 결합력은 훨씬 느슨하고 부피가 커져 동일한 중량 안에 들어갈 수 있는 칼슘의 양은 매우 적어진다.

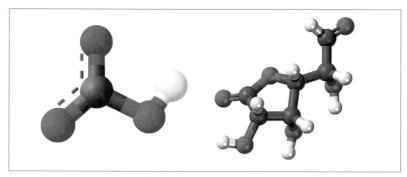

탄산칼슘(왼쪽)과 글루콘산 칼슘(오른쪽)

이러한 차이 때문에 제조업체의 입장에서는 원료를 가장 적게 사용할 수 있는 탄산칼슘을 선호할 수밖에 없다. 또 탄산칼슘을 이용한 제품은 글루콘산칼슘 제품에 비해서 1회 분량당 섭취해야 할 부피도 작아지므로 소비자의 입장에서는 적은 양을 먹어도 된다는 장점이 있다.

그럼에도 불구하고 탄산칼슘은 결합력이 강하기 때문에 소화력이 약한 사람에게는 그만큼 위장장애를 겪을 확률이 높아지고 이온화율도 매우 떨어지게 되므로 좋은 선택이 될 수 없다.

반면 글루콘산칼슘을 사용할 경우 원료 사용량이 많아져서 원가가 많이 올라가고 섭취량이 많아진다는 단점은 있지만 결합력이 떨어지므로 섭취 시 이온화율이 비교적 높아진다는 장점이 있다.

사실, 칼슘의 종류에 따라서 제품의 사양이 크게 달라지고 이것은 일부 이온화율에도 영향을 미친다는 사실을 대부분의 사람들은 잘 모르고 있다. 하지만 어떤 종류의 결합칼슘을 이용하였는가 하는 점은 제품을 만드는 사람들의 제품 제조에 대한 철학을 엿 볼 수 있게 해 준다.

식물성 칼슘,
킬레이트 칼슘은
정말 좋을까?

조금이라도 좋은 보충제를 섭취하고자 하는
소비자의 마음은 때로 말장난에 의해 판단이
흐려지게 된다.

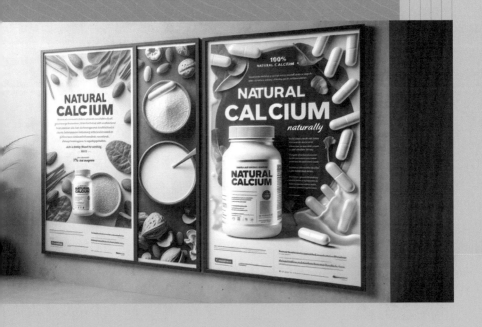

포장과 근사한 문구에 속고 사는 세상,
더 이상의 말장난은 통하지 않는다

누구라도 멋지고 근사한 포장과 현란한 문구로 포장된 상품을 만나면 좋은 느낌을 받게 된다. '보기 좋은 떡이 먹기도 좋다'는 속담처럼 현대인의 일상은 겉으로 드러난 것에 더 관심을 가지게 되는 것 같다.

칼슘제의 경우도 마찬가지다. 시중에 나와 있는 칼슘제를 보면 '식물성 칼슘plant-based calcium'이라거나 '천연 칼슘natural calcium'이라고 내세우는 말을 종종 듣게 된다.

식물성 해조 칼슘은 이렇게 만들어진다

식물성 칼슘이라니 왠지 좋은 느낌이 든다. 섭취할 때도 뭔가 더 편할 것 같고, 더 안전할 것 같고, 더 효과도 좋을 것 같아서 비싼 돈을 지불해도 아깝지 않다는 생각이 든다. 그런데 과연 '식물성 칼슘'이라는 말을 사용하는 것이 온당한 것일까?

사실 칼슘은 미네랄, 즉 무기질이다. 미네랄을 식물성이라고 할 수는 없다. 미네랄은 그냥 미네랄일 뿐 다른 이름으로 부른다는 것 자체가 칼슘의 속성을 무시하는 명명법이다. 예를 들어 어떤 칼슘제가 해조류나 케일과 같은 식물에서 추출했다고 하자. 엄밀하게 말하자면 해조류나 케일 그 자체를 섭취하는 상황이 아니라면 그 칼슘제가 해조류를 기반으로 만들어졌든, 생선뼈로 만들어졌든, 산호초로 만들어졌든 최종 산물은 탄산칼슘이나 구연산칼슘과 같은 어떤 형태의 결합칼슘일 뿐이다.

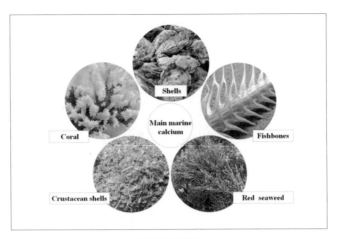

식물성 해초 칼슘

왜냐하면 해조류, 산호초, 조개, 갑각류 등의 해양생물을 이용해서 칼슘을 만드는 방법은 아래 그림에서 보는 것처럼 두 가지 방법으로 최종 제품을 만들게 되기 때문이다.

첫 번째 방법

소성 → 유기산 처리 → 중화 및 반응 과정 → 분리 및 정제 건조 과정 을 거쳐서 유기산과 결합된 칼슘제를 만든다.

두 번째 방법

분쇄 → 유기산 및 미생물 발효 → 분리 및 정제 건조 과정을 거쳐서 최종적으로 유기산과 결합된 칼슘제를 만든다.

여기서 유기산과 결합된 칼슘제라는 말은 구연산칼슘이나 글루콘 산칼슘 같은 것을 말한다. 그렇다고 해서 모든 해양생물로 만든 칼슘

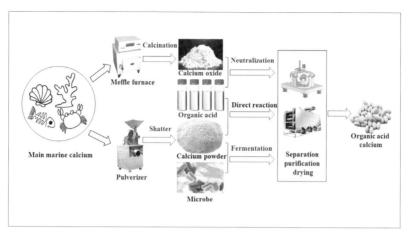

유기산과 결합된 칼슘제

제가 '유기산 결합칼슘(유기 칼슘)'은 아니다. 오히려 많은 부분이 탄산칼슘이다.

생체 이용률 차이는 '칼슘이 무엇과 결합되어 있는가'의 차이이다

해조류 중에서는 리토탐니온Lithothamnion이라는 적조류가 있는데, 이 해조류에는 칼슘이 31% 포함되어 있다. 이 경우에도 결국은 위와 같은 제조공정을 거치게 된다. 이런 제품들은 일반적으로 '탄산칼슘보다 생체 이용률이 높다.' 하지만 이것은 해양생물에서 만들어졌기 때문이 아니라 유기산과 미생물을 이용해 구연산칼슘이나 글루콘산칼슘과 같은 '유기산 결합칼슘(유기 칼슘)'으로 변형되었기 때문이다.

생체 이용률은 섭취한 영양소가 인체 내에서 흡수되어 활용되는 정도를 나타내는 지표이다. 칼슘의 경우, 무기칼슘보다는 유기칼슘, 그리고 킬레이트 칼슘이 생체 이용률이 높다고 알려져 있다.

앞장에서 설명한 바와 같이 탄산칼슘은 구조적으로 간단하고 입자 간 상호 결합력이 큰 반면에 유기산 결합칼슘의 경우에는 구조가 복잡해 입자간 결합력이 탄산칼슘에 비해 약하기 때문이다.

유기 칼슘이나 킬레이트 칼슘이 생체 이용률이 높다고 말하는 것은 사실 얼마나 이온화 되어 세포 레벨에서 칼슘이온채널을 통과해서 사용될 수 있는가를 따져야 하지만 일반적으로는 어떤 칼슘보충제를 섭취했을 때의 혈액 내 칼슘량의 변화로 비교한다.

이렇듯 일반적으로 말하는 칼슘의 생체 이용률의 개념은 인체에서의 미네랄 흡수 메커니즘을 무시한 매우 잘못된 개념이다.

미네랄의 경우에 생체 이용률을 정확하게 따지려면 결합칼슘이 아니라 자유칼슘의 양으로 따져야 한다. 다시 말해서 얼마나 이온화가 용이한지가 중요한 문제라는 것이다. 그 이유는 인체의 세포 레벨에서 칼슘을 비롯한 미네랄이 흡수되고 제대로 사용되려면 세포의 이온채널을 통과해야 하기 때문이다.

킬레이트 칼슘은 이렇게 만든다

요즘 '식물성 칼슘'이나 '천연 칼슘'이라는 말과 함께 '킬레이트 칼슘'이라는 말을 강조하는 걸 많이 본다. 그들의 주장은 '킬레이트 칼슘'이 다른 칼슘에 비해서 생체 이용률이 더 높기 때문이라는 것이다.

킬레이트 칼슘을 만드는 공정도 '유기산 결합칼슘(유기 칼슘)'을 만드는 방법과 크게 다르지 않다. 다만, 이 킬레이트 칼슘은 제조공정에서

효소와 산을 첨가해 칼슘을 분리한 다음 올리고펩타이드oligopeptide나 폴리펩타이드polypeptide를 결합시켜 최종 산물을 '아미노산 킬레이트 칼슘amino acid chelated calcium' 혹은 '펩타이드 킬레이트 칼슘Peptide chelated calcium'으로 만드는 것이다.

그런데 킬레이트 칼슘은 아직 기술적으로 발전하는 단계에 있어서 유기 칼슘보다는 생산 수율이 낮고 원가도 많이 든다.

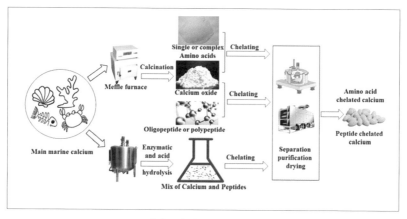

아미노산 킬레이트 칼슘제

바보야, 문제는 이온화율이야

탄산칼슘과 같은 무기칼슘보다 유기칼슘의 생체 이용률이 높고, 킬레이트 칼슘이 그보다 더 생체 이용률이 높다고 해서 그것이 반드시 흡수율까지 높인다고는 할 수 없다. 이미 앞선 장에서 여러 차례 언급되었지만 칼슘의 흡수는 이온화율과 밀접한 관계가 있다.

20대의 건강한 청년에게는 무기 칼슘이든, 유기 칼슘이든 또는 킬레이트 칼슘이든 간에 흡수에 문제가 있다고 할 수 없다. 그것은 높은 정도의 위산과 소화효소의 품질이 이온화를 용이하게 해서 칼슘이 세포 레벨에서 제대로 사용될 수 있게 할 수 있기 때문이다.

따라서 골밀도에 문제가 있는 사람이 칼슘제를 선택할 때는 이온화가 얼마나 용이한가 하는 문제가 더욱 중요해진다. 그림에서 보는 것처럼 칼슘이 인체에서 제대로 사용되려면 세포의 이온채널을 통과할 수 있는 자유칼슘free calcium 혹은 '이온화 칼슘ionized calcium'으로 분해가 되어야 하기 때문이다.

그래서 혈액 속에 같은 레벨의 총 칼슘이 있다고 해도 그 속에 얼마나 많은 '이온화 칼슘'이 존재하는가에 따라 어떤 사람은 골밀도가 수월하게 올라가기도 하고 어떤 사람은 골밀도를 높이는 데 어려움을 겪게 되는 것이다.

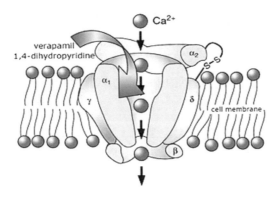

미네랄이 세포를 통과하려면 붙어 있는 성분과 분리되어야 한다.

저체중도 문제
과체중도 문제

저체중이 골밀도를 높이는 데
나쁜 영향을 준다는 것을 아는 사람은 많지만
과체중도 문제가 된다는 것을 아는 사람은
그리 많지 않다.

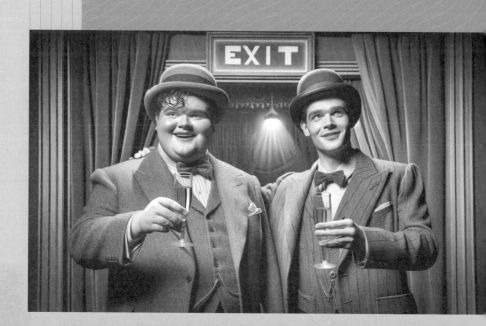

살아 있는 모든 생명체들에게 중력은 매우 중요하다

중력이란 지구의 무게 때문에 발생하는 힘을 어떤 물체가 받는 정도를 말한다. 체중이라는 것도 엄밀한 의미에서 생각해 본다면 지구 중력이 각자의 몸에 미치는 힘이라고 할 수 있다.

우리는 "체중이 얼마야." 라고 아무런 생각 없이 말하지만 뼈는 그 체중을 버텨내기 위해 강화하는 경향이 있다. 저체중인 사람의 골밀도가 잘 올라가지 않는 이유가 바로 이런 이유 때문이다.

물론 뼈를 강화하는 요소가 단순히 체중에 그치는 것은 아니다. 모든 뼈는 인대와 근육으로 연결되어 있고, 그 인대와 연골은 각각의 뼈를 지탱하고 움직이도록 해 준다. 이때 발생하는 인대와 근육이 당기는 힘도 뼈를 강화하는 중요한 요소 중 하나이다. 그런 이유 때문에 골밀도를 향상시키려면 근육운동이 필요하다고 하는 것이다.

과체중의 역설 ; 체중이 무거운 것이 반드시 좋은 것은 아니다

저체중이 골밀도를 높이는 데 좋지 않다면 그 반대인 과체중은 골밀도 향상에 오히려 도움이 될 것이라는 것이 일반적인 생각이다. 많은 학자들이나 의학계에서조차 지금까지도 그렇게 믿고 있는 경향이 있다. 저체중보다는 과체중이 낫다는 식이다.

하지만 놀랍게도 최근의 많은 연구들은 과체중이 골밀도 감소의 원인이 된다는 사실을 증명하고 있다. 연구자들이 밝혀낸 연구결과에 따르면 과체중이 되면 우리의 큰 뼛속에 존재하는 골수에 지나치게 기름이 많이 끼게 된다고 한다.

한마디로 말해서 골수가 비만이 된다는 것이다. 골수가 비만 상태가 되면 골수에서 만드는 줄기세포의 생성과 분화에 장애를 만들게 되고 그 결과로 백혈구, 적혈구, 혈소판 등을 만드는 조혈세포와 뼈를 분해하고 다시 합성할 때 꼭 필요한 조골세포와 파골세포의 형성을 방해하게 되기 때문에 그 결과로 과체중은 저체중과 마찬가지로 골밀도 향상에 방해가 된다는 것이다.

날씬해지려고 하다가 골병이 든다

골다공증 판정을 받은 분들에게 적정체중에 대해 이야기를 하면 "그 정도 체중이 되면 얼마나 뚱뚱하게 보이는데…" 라고 불평을 하는 분들이 의외로 많다. 여성들의 골다공증도 외모지상주의가 불러온 커다란 부작용 중의 하나라는 이야기다.

이런 현실이다 보니 절대로 골다공증에 걸릴 수 없는 나이인 20-30대의 젊은 여성들에게서도 골다공증이 심심치 않게 발생한다. 결국 젊은 여성들의 다이어트, 편식, 저체중과 같은 것들이 이런 문제의 근본 원인이라는 것이다.

젊은 여성들의 이런 생활습관은 단순히 골밀도 저하에서 끝나지 않는다. 여성호르몬을 비롯한 각종 호르몬 분비에서 나쁜 영향을 주기 때문에 일상에서의 건강 저하는 물론 불임과 같은 매우 중대한 사건을 초래하기도 한다. '통통한 여성이 훨씬 아름답다'는 사회적 인식 변화가 필요한 시점이다.

과체중이 골다공증의
원인이 되는 이유

저체중이 골밀도에 나쁘다는 것은
일반적인 상식이지만 과체중 역시 골밀도를
감소시킬 수 있다는 사실을 아는 사람은 별로 없고,
하중운동이 왜 중요한지도
명쾌하게 설명이 되지 않고 있다.

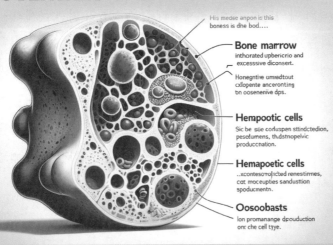

뼈의 강도는 중력과 뼈에 가해지는 스트레스에 좌우된다

"체중이 골밀도와 무슨 상관이 있어?" 라고 많은 사람들이 생각한다. 하지만 저체중이 골밀도에 악영향을 준다는 것은 학계가 인정하고 있는 사실이다.

그런데 그동안 내가 관찰한 바에 의하면 과체중인 사람들의 골밀도가 잘 회복되지 않는다는 것이다. 이것은 기존의 체중과 골밀도와의 관련성에 관한 믿음이나 학설과 완전히 배치되는 것이다.

과체중도 골밀도에 부정적인 영향을 주는 이유에 대한 조사를 하다가 내가 가진 의문을 사실로 확인할 수 있는 많은 연구들을 확인할 수 있었다.

비만이 노화에 따른 뼈 건강에 우려를 만든다

'노화에 의한 비만'에 관련된 한 논문에 의하면 비만이 골 조절 호르몬의 변화, 염증, 산화 스트레스와 골세포대사에 복합적으로 작용하여 뼈 건강에 악영향을 미치는 것으로 나타났다. 또 다른 연구에서는 비만과 뼈 손실 및 치주염이 서로 연결되어 있다고 보고하고 있다.

비만과 치주염은 모두 전 세계저으로 상당한 경제적, 사회적 부담을 야기하는 일반적인 건강 문제인데, 뼈 대사와 비만, 비만과 당뇨병DM, 당뇨병과 치주염 사이에는 부정적인 관계가 확립되어 있다. 그리고 특히, 골다공증은 비만의 장기적인 합병증으로 간주된다. 구강에서 뼈 대사장애는 주로 치주염 및 치조골 손실의 위험을 증가시킨다고 한다.

치주병균을 접종하지 않은 동물 모델에서 비만으로 인한 치조골 소실과 하악 골다공증이 관찰되었다는 것은 비만과 치주염 사이에 충분한 관련성이 있다는 것을 의미한다.

비만과 골다공증의 관련성에 대한 또 다른 연구에서는 중국인과 백인 모두에서, 몸무게의 기계적인 하중이 골량에 미치는 영향을 조정하고, 체지방량(또는 근육과 지방의 혼합체인 PFM)과 골량과의 상관관계를 살펴본 결과 골량과 체지방량은 서로 역상 관계로 확인되어 과체중은 골밀도 감소에 마이너스 영향을 준다는 것이 확인되었다.

비만으로 인한 골수의 항상성

비만은 저강도의 염증을 특징으로 하며, 이는 지방조직AT, 골격근육, 간 및 췌장을 포함한 말단조직에 면역세포가 증가함에 따라 포도당 대사조절에서 주요 대사기능이 손상된다.

비만은 또한 골수 및 혈액 생성 줄기세포의 분화를 변경하여 골 무결성 및 면역세포 특성을 손상시켜 뼈 대사에 해로운 영향을 미친다. 비만은 골수 줄기세포와 골수 중간엽의 세포분화 및 기능을 변경시키는데, 면역세포들은 골수에서 만들어지기 때문에 골수 내 지방 증가를 유발하는 비만 환경은 극적인 골수 재구성과 면역세포 기능저하를 유발하게 된다.

이런 비만 상태의 지속은 다시 체계적인 염증 상태와 전신 대사조절에 영향을 미치며 비만과 관련된 골수 염증의 발생은 사이토카인의 발생을 증가시켜 골수 미세 환경과 전신 대사에 나쁜 영향을 미친다.

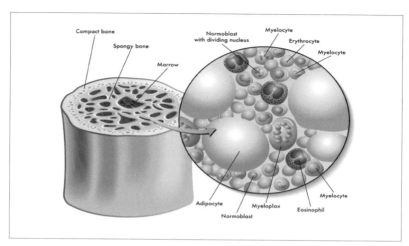

비만인 사람의 골수
황색 골수 내에 지방세포가 증가하면 뼈세포의 생성을 억제하여
골 대사에 악영향을 주어 골밀도의 감소를 초래한다.

결론적으로 비만은 과염증, 면역조절장애 및 미생물 불균형과 같은 과정을 통해 뼈 대사에 부정적인 영향을 준다는 것이다.

「과체중이 골밀도 감소에 큰 영향을 미친다」는 연구에서 가장 눈에 띄는 것은 골수에 들어 있는 줄기세포가 지방세포를 지나치게 생성하게 되면 황색골수에서 조골세포나 파골세포, 골원세포와 같은 뼈세포를 제대로 생성하지 못하게 된다는 사실이다.

이러한 자료들을 기반으로 나는 기존의 체중과 건강에 관한 다양한 연구들을 종합해서 '골밀도 향상을 위한 적정 체중'이라는 개념의 도입이 필요하다고 판단했다.

골밀도 향상을 위한
적정체중 계산법

위가 건강하지 못하면 골밀도를 개선하는 것은 물론
전반적인 건강을 제대로 유지하기 어렵다.

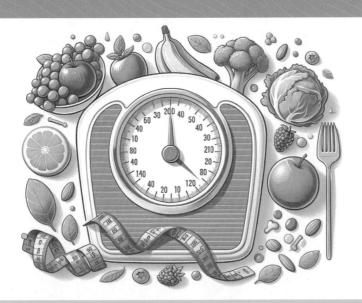

SEAN LEE의 골밀도 향상을 위한 적정체중 계산법

- 최저 적정체중 = (키-100) × 0.9
- 최고 적정체중 = 최저 적정체중 × 1.05

이 기준은 골밀도를 정상적으로 잘 관리하려면 자신의 키에서 100을 뺀 값을 '최저 적정 체중'으로 하고 그 값에 1.05를 곱한 값을 '최고 적정체중'으로 설정하는 것이다. 예를 들어서 키가 150cm인 사람이 있다고 하면, 최저 적정체중=(150-100)×0.9 = 45kg이고, 최대 적정체중은 45×1.05 = 47.25kg이 된다.

따라서 이 사람은 체중을 45~47.25kg 사이로 유지해야 저체중이나 과체중으로 인한 골감소를 피할 수 있다는 말이다. 이 수치를 체질량지수BMI 수치로 환산하면 20~21 사이와 거의 일치한다.

그런데 실제로 이 기준을 적용해 보면 '최대 적정체중'에 맞추는 것이 가장 이상적이긴 하지만 저체중인 사람이나 과체중인 사람이 1년에 2~3kg 정도의 체중 변화를 꾀하는 것만으로도 골밀도 개선에 좋은 영향을 주는 것을 확인할 수 있다.

따라서 체중 조절을 해야 한다고 해서 단기간에 지나치게 많은 체중을 변화시켜야 한다고·마음의 부담을 가질 필요는 없다. 1년에 2~3kg 정도만 서서히 체중을 조절해도 얼마든지 좋은 결괴를 경험할 수 있고, 이러한 '성공의 경험'은 스스로를 격려하고 자극하는 아주 좋은 방법이 된다.

저체중인 사람이 체중을 늘리는 것이나 과체중인 사람이 체중을 줄이는 일 모두가 현실에서는 그리 쉽지 않은 일이다. 특히, 저체중인 사람들은 대부분 소화기에 문제가 있어서 식욕이 없거나 소화를 잘 시키지 못하는 경우가 대부분이다. 이런 사람들은 소화기능을 회복시켜서 식사량을 늘이고 운동을 통해서 근육을 키우는 것이 근본적인 해결 방안이 된다.

반대로 과체중인 사람은 대부분 운동부족과 자제력 부족이 체중을 감소시키지 못하는 원인이 된다. 이런 사람들은 자기 수양을 통해서 자제력을 기르고 마찬가지로 근육을 키우는 노력이 필요하다.

암환자가 골다공증에
잘 걸리는 이유

뼛속에 들어 있는 골수가 적혈구, 백혈구, 혈소판과
같은 혈액세포와 조골세포, 파골세포, 골원세포,
심지어는 지방세포까지 만든다는 사실을
아는 사람은 그리 많지 않다.

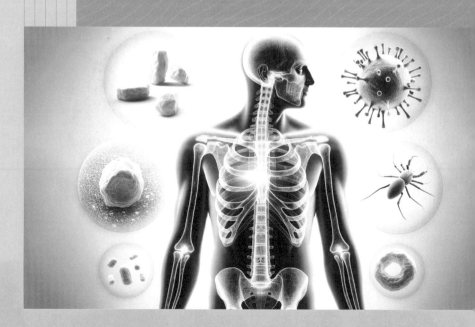

뼛속의 골수에는 혈액세포와 골세포를 만드는 줄기세포가 있다

사람들이 뼈를 생각할 때 간과하게 되는 중요한 것 중 하나가 바로 뼛속에는 골수가 있다는 것이고, 그 골수에는 모든 세포를 만들어 낼 수 있는 줄기세포가 있다는 것이다.

줄기세포라고 하면 모두가 첨단기술의 산물이라는 생각만 하지 정작 우리 몸속에 수많은 줄기세포가 들어 있는 골수가 있다는 사실이나 그 골수가 뼛속에 들어 있다는 생각을 미처 하지 못하고 있다는 안타까운 사실을 많이 본다.

뼈의 단면을 보면 가장 바깥에 있는 뼈는 매우 단단한 뼈로, 컴팩트 본Compact Bone이라고 하고, 그 내부에는 부드럽고 구멍이 나 있는 스폰지 본Sponge Bone이 있다. 인체의 굵은 뼈의 중심부에는 황색골수Yellow Bone Marrow가 있고, 스폰지 본에는 붉은 색의 적색골수Red Bone Marrow가 들어 있다.

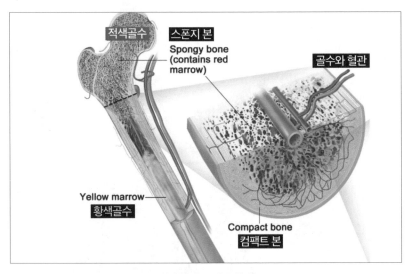

뼈와 골수 그리고 혈관

스폰지 본sponge bone에 들어 있는 적색골수에 존재하는 줄기세포는 적혈구, 백혈구, 혈소판 등과 같은 혈액세포를 만드는 일을 한다.

적혈구가 부족하면 산소 공급이 원활치 못하고, 백혈구가 부족하면 면역기능이 떨어지며, 혈소판이 부족하면 혈액의 응고에 문제가 있을 수 있다는 점에서 이들 세포를 제대로 생산할 수 있는 줄기세포를 유지하는 것은 건강 유지에 매우 중요하다.

반면에 굵은 뼈의 가운데 부분에 존재하는 황색골수는 지방세포가 많아서 그렇게 보이는데 여기에 들어 있는 줄기세포는 조골세포, 파골세포, 골원세포 등의 뼈세포와 지방세포를 만드는 일을 한다.

만약 조골세포나 파골세포 어느 한 쪽이라도 제대로 작동하지 않으면 건강한 뼈 대사가 이루어질 수 없고 골원세포가 제대로 공급되지 못한다면 조골세포나 파골세포가 있더라도 무용지물이라는 점에서 보면 골수의 건강, 즉 뼈의 건강은 아무리 강조해도 지나치지 않다.

암환자가 골다공증에 쉽게 걸리는 이유

나의 경험에 비추어 보면 암환자들은 발병 후 매우 짧은 기간 내에 골다공증으로 발전하는 경우가 많고 골밀도가 잘 회복되지도 않는다. 특히 화학적 항암요법이나 방사선치료를 받는 경우 이런 현상이 두드러진다는 점과 다수의 항암제가 칼슘의 흡수를 방해하는 기전으로 작용한다는 점을 미루어 보면 이들 항암제가 세포분열이 왕성한 세포에 작용하여 부작용을 일으키기 때문인 것으로 보인다.

대부분의 암환자들이 항암치료를 받는 동안 머리카락이 모두 빠진다거나 적혈구나 백혈구 수치가 낮아져서 후속 치료를 미룰 수밖에 없는 경우가 많아진다는 것은 이들 항암치료가 골수 내의 활성이 높은 줄기세포의 손상을 초래하기 때문으로 보는 것이 합리적이다. 또 암의 뼈 전이가 암의 확산에 매우 중요한 요소가 된다는 점도 뼈의 약화는 인체의 자연적인 면역체계를 약화시킨다는 것을 간접적으로 입증하는 것이라고 볼 수 있다.

항암치료가 근원적으로 골감소를 초래한다는 점에서 암환자야 말로 골밀도를 지키기 위해서 세포 레벨에서 바로 작용할 수 있는 이온화가 용이한 칼슘을 충분히 공급하는 것과 섭취하는 식품과 보충제 속에 들어 있는 칼슘을 혈액 속으로 제대로 이동시킬 수 있을 만큼의 비타민D 혈중농도(55-70ng/mL)를 유지하는 것이 매우 중요해 보인다.

내가 알고 있는 몇몇 환자들은 암이 뼈로 전이가 되었지만 지속적인 '이온화 칼슘'의 공급과 비타민D 혈중레벨의 유지로 좋은 경과를 유지하고 있다. 이와 같은 사실은 암치료에 있어서도 제대로 된 골밀도 관리에 대한 중요성을 입증하는 사례라 할 것이다.

암환자가 항암치료를 하는 과정에서 환자가 그 치료를 좀 더 쉽게 받고 잘 극복하려면 적혈구와 백혈구 등을 생성하는 줄기세포들이 잘 보호되도록 하는 것이 중요하다. 이 과정에서 '이온화 칼슘'이 어떤 긍정적인 역할을 할 수 있는지는 앞으로 더 전문적인 연구가 수행되어야 할 필요가 있다.

칼슘이 소변으로
배출되는 이유

소변으로 칼슘이 많이 나온다고 할 때
그 원인을 살펴보면 천차만별이기 때문에
자신의 상태를 잘 관찰하는 것이 필요하다.

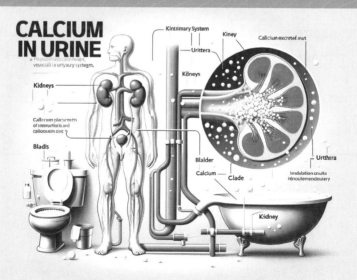

소변으로 칼슘이 많이 배출되는 상태를 과칼슘뇨증hypercalciuria이라고 하는데, 하루에 소변으로 배출되는 칼슘의 양이 정상치보다 높은 경우를 의미한다.

일반적으로 성인 남성의 경우 하루에 250mg 이상, 성인 여성의 경우 하루에 200mg 이상의 칼슘 배출이 이루어지면 과칼슘뇨증으로 판단할 수 있다.

과칼슘뇨증의 원인은 다양하며, 이에 따라 대책도 달라진다

일차성 부갑상선 기능항진증 : 부갑상선에서 생산되는 부갑상선호르몬PTH이 과도하게 분비되어 혈중칼슘 농도가 증가하고, 이에 따라 소변으로 칼슘 배출도 증가한다. 이 경우, 원인이 되는 부갑상선의 치료가 필요할 수 있다.

흡수성 과칼슘뇨증 : 소장에서 칼슘 흡수가 과도하게 이루어져서 소변으로 칼슘 배출이 증가하는 상태로 이런 경우, 칼슘 섭취를 조절하고, 비타민D와 칼슘보충제 복용을 적절하게 관리해야 한다.

낮은 칼슘 섭취 : 칼슘 섭취가 부족한 경우, 뼈에서 칼슘이 분해되어 소변으로 배출되기 쉽다. 이 경우, 균형 잡힌 식단과 충분한 칼슘 섭취가 필요하다.

약물 : 다양한 약물(특히 이뇨제)이 소변으로 칼슘이 증가하게 배출되

도록 할 수 있다. 이 경우, 의사와 상의하여 약물을 조절하거나 변경할 필요가 있다.

소변에서 칼슘 크리스탈(덩어리)이 다수 나온다는 것은 소변량이 충분하지 않거나 어떤 이유에서든 칼슘이 신장, 방광, 요도 등이 정체 상태에 있다고 볼 수 있기 때문에 충분한 수분을 섭취하는 것이 필요하다. 소변 내 칼슘 크리스탈을 녹여서 체외로 배출되도록 하는 데 도움이 되는 성분들로는 마그네슘, 레몬즙과 같은 감귤류에 풍부한 구연산이다.

연령에 맞는
뼈 건강 관리요령

연령대 별로 뼈 관리 요령을
제대로 구분하는 것은 쉽지 않다.

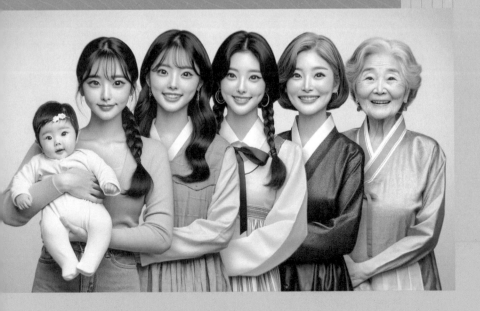

내 맘대로 움직일 수 없다면
살아 있어도 더 이상은 사는 게 아니다

남녀를 불문하고 모든 인간은 태아로부터 출생기, 유년기, 청소년기, 장년기, 노년기의 시기를 순차적으로 경험하게 된다. 그런데 우리 대부분은 무엇인가 큰 질병에 노출되기 전에는 자신이 늘 건강한 상태라고 믿는 경향이 있다.

하지만 각 시기마다 가진 정신적 육체적 특징이 있기 때문에 그 시기에 맞는 뼈 건강관리 요령을 지키는 것이 뼈의 노화를 최소화시켜 건강한 뼈를 오래도록 유지할 수 있도록 해야 한다.

출생기의 뼈 건강

어머니의 자궁에 수정란이 착상이 되고 태아로 성장해서 세상으로 나오는 과정과 출산 이후 수유기에 이르는 과정은 한 인간에게 있어서 평생에 걸쳐 이어갈 건강의 뿌리를 만드는 시기라고 할 수 있다.

임신 상태에서 태아가 튼튼한 뼈를 가질 수 있도록 하는 것과 수유기의 영아가 튼튼한 뼈를 가질 수 있도록 하는 것은 모두 어머니의 몫이다. 임신 수유부의 경우 임신을 준비하는 시기부터 수유가 완성되는 시기까지는 나이가 많고 젊음에 상관없이 반드시 해야 할 것이 두 가지 있다.

하나는 혈중 비타민D 농도를 55ng/mL 이상으로 유지하는 것이고, 다른 하나는 건강한 식생활에 더해서 이온화가 용이한 칼슘과 마그네숨을 추가로 공급해 주는 일이다.

칼슘과 마그네슘의 경우에는 칼슘과 마그네슘의 비율이 2:1 정도가 되는 보충제를 선택하는 것이 좋다. 이온화가 용이한 보충제를 선택할 수 있다면 칼슘으로서 하루 200mg 전후의 양을 보충해 주면 된다. 이때 마그네슘의 양은 그 반이 되는 100mg이면 좋다.

만약 이온화가 용이한 보충제를 선택할 수 없다면 구연산칼슘 혹은 글루콘산칼슘을 원료로 한 제품을 선택하고 엘레멘탈 칼슘 양으로 약 800mg을 섭취하면 된다. 이때 마그네슘은 약 400mg 정도가 필요하고 역시 구연산마그네슘이나 글루콘산마그네슘을 선택하는 것이 유리하다.

소년기부터 청년기까지의 뼈 건강이 평생의 뼈 건강을 좌우한다

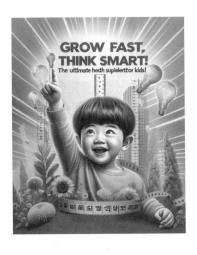

일반적으로 청소년기에는 성장이 필요한 시기이기 때문에 주로 키를 크게 하는 것을 중요하게 생각하는 경향이 있다. 그래서 부모들은 자녀가 남보다 키도 크고 건강하게 자라기를 원하기 때문에 키가 크는 데 좋은 혹은 아이가 똑똑해지는 데 좋은 무엇인가가 있다면 금액의 고하를 불문하고 자녀에게 사 주려고 한다.

하지만 냉정하게 말한다면 사람마다 성장인자의 양이나 발현 시기가 다르기 때문에 키를 크게 하는 특정한 물질이나 상품이 있다고 하기는 어렵다. 사실 아이들은 언제든지 클 수 있는 가능성이 있기 때문에 아이들의 성장이 꼭 그 무엇 때문이었다고 할 수 없다는 것이다.

하지만 중요한 것은 청소년기 아이들의 골밀도가 폐경기 여성의 골밀도와 비슷하다는 사실이다. 아이들이 흔하게 골절 사고를 겪는 것이 바로 그러한 이유 때문이다.

물론 이 시기는 뼈세포의 숫자, 크기 그리고 치밀도가 높아지는 시기이기 때문에 성인들과 같을 수는 없지만 우리는 이 시기의 아이들의 골밀도에 대해서 전혀 관심을 가지고 있지 않다는 사실이다.

청소년기(10-18세) 아이들의 칼슘 필요량은 일반적으로 하루 1,300mg의 칼슘 섭취가 권장 된다. 이때에도 가능하면 이온화가 용이하고 칼슘과 마그네슘의 비율이 2:1 정도인 제품을 선택하는 것이 필요하다. 만약 이온화가 용이한 제품을 선택한다면 칼슘으로서 하루 200mg, 마그네슘은 그 반이 되는 100mg 정도면 충분하다.

하지만 여기에 한 가지 중요한 사실이 빠져 있다. 아이들에게도 비타민D 혈중농도는 매우 중요하다는 것이다. 이 나이 대에 적절한 비타민D 혈중농도는 일반적으로 20ng/mL 정도라고 말하지만 이 시기의 아이들도 성인과 동일한 수준인 55ng/mL 이상으로 관리하는 것이 필요하다. 그리고 이것과 함께 절대로 간과해서 안 될 것은 아이들이 마음껏 뛰놀 수 있는 시간을 부장해 주어야 건강한 정신과 튼튼한 뼈를 가진 성인으로 성장할 수 있다는 점이다.

35세 이후의 성인과 노년의 뼈 건강

사실 연령대 별로 뼈 관리 요령을 제대로 구분하는 것은 쉽지 않다. 성별과 연령, 각자의 건강 상태에 따라서 모두 달라지기 때문이다. 그리고 여성의 경우는 특별히 폐경을 전후로 해서 특별히 다른 관리 요령을 제시하는 경우가 많다. 하지만 알려진 것과는 다르게 여성호르몬의 존재 자체가 골밀도를 회복시키는 데 직접적인 영향을 주지 못한다는 것이 필자의 판단이다.

따라서 연령과 성별에 상관없이 건강한 뼈를 유지하는 가장 중요한 인자 네 가지는 다음과 같다.

- **골밀도 측정 결과**(T-Score) : 이것을 기준으로 추가로 필요한 칼슘의 보충량을 결정한다.
- **혈중 비타민D 농도** : 검사 결과에 따라 본인의 혈중농도를 55-70ng/mL로 유지한다.
- **키에 맞는 적정 체중관리** : 적정 체중의 유지는 골밀도 회복에 매우 중요한 역할을 한다.
- **인대를 포함한 뼈 근육 강화** : 뼈를 잡고 있는 인대와 근육을 강화하는 것도 골밀도 회복에 필수적이다.

이때 칼슘과 마그네슘의 보충량은 골밀도가 -3.0보다 좋은 경우에는 이온화가 용이한 칼슘으로 하루 200mg, 마그네슘 100mg 정도가 좋고, -3.0보다 나쁜 경우에는 이온화가 용이한 칼슘으로 하루 400mg, 마그네슘으로 200mg 전후를 섭취하는 것이 좋다.

성장기 아이들의
골밀도가 노인과 같다?

사람들은 아이들은 골밀도에
전혀 문제가 없을 것이라 생각하지만
사실은 아이들이나 노인들이나 골밀도가
비슷한 수준이라는 것을 알면 놀라게 된다.

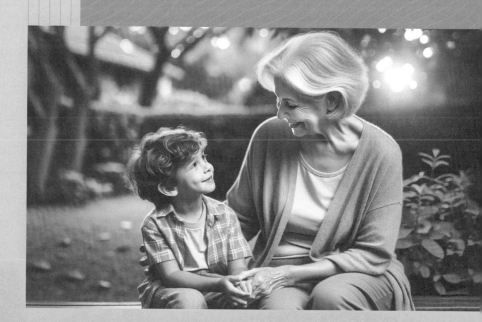

인간의 뼈는 20대가 아니라 30대에 가장 튼튼하다

사람들은 평생에서 가장 건강한 시기가 20대라고 생각한다. 많은 부분에서 일리가 있는 말이지만 뼈에 관해서 말할 때는 전혀 사실이 아니다. 청소년들에게 골절이 많은 것만 보더라도 쉽게 짐작을 할 수 있는데도 우리는 아이들의 실질적인 골밀도나 뼈 건강 상태를 생각을 하기보다는 아이들이 키가 커지는 것에만 관심을 가지고 있는 것이 현실이다.

사람이 태어나서부터 노년까지의 골밀도를 추적해 보면 골밀도가 가장 충실한 시기는 일반적으로 생각하는 20세 무렵이 아니라 30세에서 35세 사이의 연령대이다.

미국 하버드 메디컬 스쿨Harvard Medical School의 자료를 보면 일생에서 골밀도가 가장 충실한 시기는 28세부터 40세 사이이다. 그런데 골세포

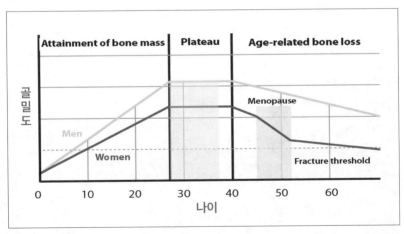

연령에 따른 골밀도 변화 (골밀도가 가장 높은 시기) 골밀도는 30세 전후에 가장 치밀한 상태가 되고 40세부터 감소하게 된다. 여성의 경우 폐경기부터 급격하게 감소하게 된다.

자료 : Harvard Medical School

가 충실해져도 숙성이 되는 기간과 40세 이후 나빠지기 이전에 약화되는 시기를 모두 감안한다면 실제로 뼈가 가장 충실한 시기는 30세에서 35세 사이라고 보는 것이 합리적이다.

게다가 표에서 보는 바와 마찬가지로 10대 초반의 골밀도는 폐경기 여성의 골밀도와 유사하다는 점을 보면 청소년기에 적절한 골밀도 관리가 매우 중요하다.

젊어서 골밀도를 충실히 해야 노년에 건강하다

기본적으로 남성은 여성에 비해 평균 30% 정도 골밀도가 높다. 그리고 40대 이후부터 매년 평균 1~2% 사이로 골밀도가 서서히 감소되는데, 여성들의 경우 생리가 끝나는 시기가 되면 급격하게 골밀도가 감소하는 경향이 있다.

우리가 칼슘이나 골밀도에 대해서 생각하게 되는 것은 대부분 노년에 골다공증을 확인하고 나서이다. 그러다 보니 대부분의 사람들이 골다공증에 놀라고 당황하게 된다. 일반적으로 건강한 사람이 골다공증에 걸리는 시간이 최소 13년에서 25년 정도의 시간이 소요된다는 점에서도 젊은 시절에 뼈의 치밀도를 높이는 것이 중요하고 젊은이들도 단수히 키가 커지는 의미 이상으로 골밀두 관리두 중요하다.

이런 점들을 고려하면 어려서부터 뼈와 칼슘의 중요성에 대한 제대로 된 교육과 대비는 노년의 건강을 지켜서 개인은 물론 사회와 국가적인 비용을 절약하고 건강한 노년을 보장하는 중요한 요소가 된다고 할 것이다.

임신부와 태아의
뼈 건강을 미리 준비하라

임신은 여성의 삶에서 중요한 시기 중 하나이며,
어떤 측면에서는 아기와 엄마의 건강에
큰 영향을 미친다.

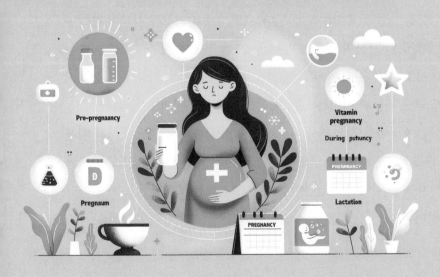

여성의 임신은 '무에서 유를 창조'하는 매우 뜻 깊은 일로 축복 받아 마땅한 일이지만 임신에서 태아를 출산하는 동안 엄마의 자궁 안에서 벌어지는 여러 가지 변화를 생각한다면 임신 기간 동안 충분한 영양소 공급하는 것은 태아의 뼈 건강은 물론 산후 산모 건강에도 매우 중요한 일이다. 그 이유는 뼈 건강은 태아가 자궁 내에서 성장하는 과정이나 출생 후 성장과 건강에 큰 영향을 미치기 때문이다.

태어날 태아의 건강은 물론 산모의 건강을 위해서 임신과 태아의 뼈 건강 사이의 관계를 제대로 파악하고, 어떻게 올바른 영양 섭취와 건강한 생활습관을 취하는 것이 좋은지를 잘 인지하고 미리 준비하는 것이 반드시 필요하다.

임신과 태아의 뼈 발달

태아의 뼈 발달은 임신 초기 단계부터 시작된다. 초기에는 태아의 뼈가 연골로 형성되며, 임신 중기에는 이 연골이 미네랄화 되어 강한 뼈로 발전하게 된다. 뼈의 미네랄화는 칼슘, 마그네슘, 비타민 D와 같은 영양소에 의해 조절되므로 이러한 영양소가 충분히 공급되도록 해야 한다.

임신 중 필수영양소

임신 중에는 특별히 다음과 같은 필수 영양소의 섭취가 중요하다.

칼슘 : 칼슘은 뼈 미네랄화에 필수적인 영양소 중 하나이다. 태아의 뼈는 칼슘을 필요로 하며, 충분한 칼슘 섭취가 태아의 뼈 발달에 도움이 된다. 임신 중에는 칼슘의 섭취량을 충족시키기 위해 유제품, 녹황색 채소, 견과류 등을 다양하게 섭취하는 것이 좋다. 하지만 대부분의 경우 음식으로 칼슘을 충분히 보충하는 것이 부족할 수 있으므로 흡수가 용이한 칼슘보충제를 별도로 섭취하는 것을 검토할 필요가 있다.

비타민D : 비타민D는 칼슘 흡수와 뼈 미네랄화를 조절하는 데 필요한 중요한 비타민이며, 동시에 면역을 높이는 데도 매우 중요하다. 특히 태아나 임신부의 뼈 건강을 강화하기 위해서는 반드시 임신부의 혈중 비타민D 농도를 검사해서 55ng/mL 이상으로 관리하는 것이 반드시 필요하다. 비타민D는 일부 음식물에서도 얻을 수 있고 기본적으로는 햇빛에 충분히 노출돼 피부에서 합성하도록 되어 있으므로 매일 충분한 시간 동안 야외 활동을 통해 햇빛에 노출되는 것이 중요하다. 하지만 일반적으로는 비타민D 혈중농도는 햇빛 노출이나 음식물 섭취를 통해서 충분하게 올라가지 않기 때문에 자신의 혈중 비타민D 농도에 적합한 비타민D 섭취량을 잘 조절해야 한다.

인과 마그네슘 : 인과 마그네슘도 뼈 건강에 중요한 역할을 한다. 이러한 미네랄은 뼈의 미네랄화와 근육기능에 기여하기 때문이다. 곡물, 견과류, 육류 및 녹황색 채소에서 얻을 수 있으며, 균형 잡힌 식사를 통해 충분한 양을 섭취해야 한다. 하지만 인이 부족한 경우는 거의 없으므로 인의 섭취에 너무 신경을 쓸 필요는 없다.

수면과 스트레스 관리

임신 중에는 충분한 수면과 스트레스 관리도 뼈 건강에 영향을 미친다. 스트레스는 호르몬의 분비를 조절하고, 영양소의 흡수를 감소시키는 데 영향을 미칠 수 있으므로, 스트레스를 효과적으로 관리하는 것이 중요하다.

결론적으로 임신 중에는 충분한 양의 칼슘, 비타민D, 마그네슘과 같은 영양소를 섭취하고, 건강한 생활습관을 유지하여 태아의 뼈 건강을 지원해야 한다. 뼈 건강은 태아의 출생 후 성장과 개발에도 영향을 미치는 것은 물론 산후 여성의 건강에도 치명적인 영향을 주기 때문에 올바른 영양 섭취와 생활습관을 유지하는 것은 엄마와 아기 모두에게 긍정적인 영향을 미칠 것이다.

수유기 여성의 뼈 관리

출생한 아기에게 수유를 한다는 것은 어떤 면에서 보면 임신 때보다 훨씬 많은 영양소를 아기에게 양보해야 하는 일이다. 이러한 영양소의 양보는 여성들이 출산 후에 건강을 악화시키는 매우 중요한 원인이 된다 따라서 수유기의 여성두 임신기의 여성만큼이나 뼈 건강에 유의하고 칼슘, 마그네슘, 비타민D와 같은 필수영양소를 충분히 공급하도록 한다.

남자는 골다공증에
걸리지 않을까?

모든 성별과 연령의 개인이 어떠한 라이프스타일을
선택하고 실천하는가에 따라서
골다공증이 발생하는 시기는 매우 다를 수 있다.

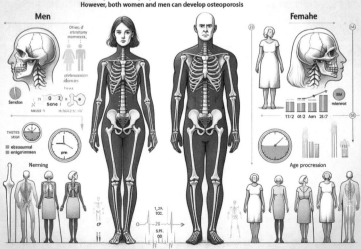

답은 '남성도 골다공증에 걸린다'이다

동일 연령의 남성이 여성보다 골다공증에 걸리는 확률이 낮은 이유는 여러 과학적인 요인과 연관이 있다.

성호르몬의 영향 : 남성은 여성보다 테스토스테론과 에스트로겐 수준이 높다. 테스토스테론은 뼈 건강을 유지하고 강화하는 데 도움이 되며, 에스트로겐은 뼈 손실을 감소시키는 역할을 한다. 따라서 성호르몬의 차이로 인해 남성은 일반적으로 골다공증 발병 위험이 낮다.

뼈 밀도의 차이 : 남성은 성장기 때 더 높은 뼈 밀도를 형성하는 경향이 있어 일반적으로 여성보다 약 30%까지 골밀도가 높은 것으로 알려져 있고 노화에 따른 골밀도의 감소도 35세 이후의 남성은 1년에 평균 약 1% 정도의 골감소가 진행되는 데 비해 여성은 시기에 따라서 약 1-2% 정도까지 골감소가 진행될 수 있어서 여성에 비해 대개 10년 이상 골다공증에 걸리는 시기가 늦춰진다.

비만율 차이 : 여성은 남성보다 비만인 경우가 더 많다. 비만은 뼈 건강에 부정적인 영향을 미칠 수 있으며, 특히 골수의 비만 상태는 조혈세포나 조골세포, 파골세포 등을 만드는 줄기세포의 활동을 억제하기 때문에 골형성에 부정적인 영향을 미치는 것으로 알려져 있다.

운동습관 : 남성은 종종 여성보다 더 활발한 신체활동을 수행하는 경향이 있다. 정기적인 운동은 뼈 건강을 개선하고 골다공증 발병 위험

을 낮추는 데 도움을 줄 수 있다.

영양 섭취 : 남성은 일반적으로 여성보다 음식의 섭취량이 많기 때문에 더 많은 칼슘과 비타민 D를 섭취하는 경향이 있다. 이러한 영양소는 뼈 건강에 중요하며, 충분한 양을 섭취하는 것이 골다공증 예방에 도움을 줄 수 있다.

생활습관 : 흡연 및 과도한 알코올 소비는 골다공증 발병 위험을 높일 수 있다. 남성 중에서도 이러한 유해한 습관을 가지지 않은 사람은 골다공증 발병 위험을 더 낮출 수 있다.

요약하면, 남성이 여성보다 골다공증에 걸리는 확률이 낮은 이유는 성호르몬 수준, 뼈 밀도, 운동습관, 영양 섭취 및 생활습관의 차이 등 여러 과학적 요인과 관련이 있다.

하지만 이러한 요인은 개인별로 다를 수 있으며, 골다공증 예방을 위해 모든 성별과 연령의 개인이 어떠한 라이프스타일을 선택하고 실천하는가에 따라서 골다공증이 발생하는 시기는 매우 다를 수 있다.

CHAPTER 7

골밀도를 올려주는
음식과 운동

멸치가 칼슘 흡수에
도움이 되지 않는 이유

한국 사람들은 칼슘을 보충하기 위해서
멸치를 많이 먹는 것이 좋다고 믿고 있다.
하지만 칼슘의 흡수율이 겨우 15%에
불과하다는 것을 알면 많이 실망스러울 것이다.

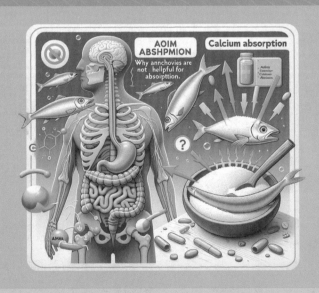

일반적으로 식품에 들어 있는 칼슘의 흡수율은 유제품의 경우 약 50%, 해조류의 경우 약 30%, 야채류 18% 정도로 알려져 있어서 생각보다 흡수율이 좋지 않다는 것을 알 수 있다. 이런 흡수율의 계산조차 우리 인체에서의 칼슘대사와 세포레벨에서의 활용 원리를 생각해 보면 실제 수치와는 많이 다를 것이라는 것을 쉽게 짐작할 수 있다.

중요한 것은 이온화율과 비타민D 혈중농도이다

우리가 음식물을 섭취하게 되면 그 음식물의 종류에 따라 정도의 차이는 있지만 대부분의 음식 속에는 얼마간의 칼슘이 들어 있다. 하지만 그 음식 속에 들어 있는 칼슘이 흡수되어 세포레벨에서 사용되기 위해서는 이온화라는 것이 매우 중요하다.

다시 말해서 칼슘이 들어 있는 음식을 아무리 많이 먹는다고 하더라도 소화기능이 약해서 칼슘을 이온화 시킬 수 있는 능력이 부족하다면 그것이 세포레벨에서 제대로 사용될 수가 없다. 문제는 또 있다. 만약 혈액 내의 비타민D 농도가 낮다면 아무리 칼슘이 많이 들어 있는 식품을 잘 소화시킨다고 하더라도 혈액으로 전달할 수 없게 된다.

지나친 단백질의 섭취와 인이
많은 식품은 칼슘의 흡수를 방해한다

칼슘이 풍부한 음식을 섭취하는 것도 중요하지만 다른 영양소와의 균형도 매우 중요하다.

단백질 중에서 황 성분을 함유하고 있는 아미노산들은 칼슘의 흡수를 방해하고 염기성은 칼슘의 흡수를 돕는 것으로 알려져 있다. 이런 이유 때문에 우리가 매일 먹는 육류, 생선, 견과류, 대두와 대두 제품 및 유제품에는 이들 성분이 모두 들어 있으므로 지나친 단백질의 섭취는 칼슘의 흡수에 도움이 되지 않는다는 주장이 많지만 하루에 자기 체중의 약 1.2% 정도의 단백질 음식을 고루 섭취하는 것은 뼈건강에 매우 중요하다. 칼슘이 풍부한 우유가 골밀도를 높이는 데 도움이 되지 않는다는 사실에 많은 사람들이 의아해 하고, 때로 많은 연구들이 상반된 결론을 내고, 언론들도 갈피를 잡지 못하는 것은 사실 칼슘을 비롯한 미네랄의 인체 내에서의 흡수 메커니즘이 일반 영양소와는 매우 다르다는 것을 제대로 이해하지 못 하기 때문이다.

일반적으로 소화력이 왕성한 젊은 시절에는 어떤 음식을 섭취하더라도 문제없이 소화 흡수시킬 수 있어서 다양한 종류의 음식을 고르게 섭취하기만 해도 충분히 필요한 영양소를 섭취할 수 있다. 하지만 소화기능이 떨어지게 되면 아무리 좋은 음식을 먹더라도 그것을 제대로 소호 흡수시킬 수 없게 된다.

따라서 노년에도 건강을 제대로 지키고 뼈를 튼튼하게 유지하려면 소화력을 회복시키는 노력이 중요하다. 특히, 칼슘의 보충이 필요한 경우에는 소화기능 회복과 함께 이온화가 용이한 보충제를 선택하고 충분한 혈중 비타민D 농도(55-70ng/mL)를 유지하는 것이 필수적이다.

칼슘 보충은 음식으로
섭취하는 것이 좋다?

내가 음식물을 통해 칼슘 섭취를 강조하지 않는 이유는
칼슘의 섭취가 칼슘의 흡수와는 전혀 다른 의미를
가지고 있기 때문이다. 그것을 이해하기 위해서는
인체에서의 칼슘의 소화흡수 기전을 이해하는 것은
물론 다양한 부가 요소들을 함께 검토해야 한다.

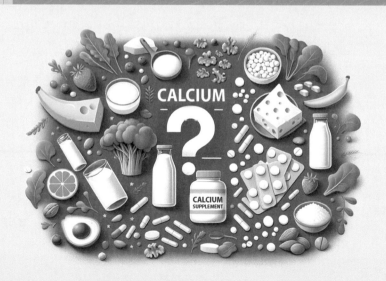

칼슘 흡수에 문제가 있는 사람에게
일반론을 아무리 이야기해도 소용없는 일이다

칼슘의 보충은 음식으로 하는 것이 가장 안전하다고들 말한다. 실제로 그런 주장을 하는 연구들도 다수 발견할 수 있다. 하지만 칼슘, 마그네슘과 같은 대량 미네랄의 경우에는 흡수율이라는 것이 매우 중요한 요소로 작용한다.

이미 앞에서 여러 차례 언급했지만 단순히 칼슘과 마그네슘이 많은 음식을 섭취한다고 해서 그것이 모두 소화되고 흡수되는 것은 아니라는 점이 매우 중요하다.

칼슘이나 마그네슘과 같은 미네랄이 세포에서 사용되려면 세포의 이온채널을 통과해야 하기 때문에 이온화율이 중요해지는 것이다. 게다가 칼슘이나 마그네슘과 같이 섭취량이 많은 미네랄은 이온화율이 더욱 중요한 문제가 된다. 이때 중요하게 작용하는 것이 위산의 품질이다.

위산의 품질이 나쁘고 위와 장 등의 소화기관의 기능이 떨어지면 이들 미네랄을 분해하고 이온화시키는 일이 쉽지만은 않다. 젊을 때는 골밀도에 아무런 문제가 없던 사람들이 나이 들어서는 골밀도가 낮아 이유도 바로 위산의 품질을 비롯한 소화기능의 저하가 가장 큰 원인이다.

어떤 경우에도 우리가 필요한 영양소를 음식물로 부터 얻는 것이 가장 좋은 방법이라고 할 수 있다. 하지만 사람마다 개인의 형편에 따라서 모든 상황이 달라질 수 있으므로 골다공증이나 골감소증에 걸렸다면 흔히 듣게 되는 일반적인 이야기보다는 자신의 상황, 형편에 맞는 보충 방법을 결정하는 것이 시간과 금전을 낭비하지 않고 하루 속히 골밀도를 높이는 가장 손쉬운 방법이라고 할 수 있다.

이러한 이유 때문에 골밀도에 문제가 있는 사람들에게 내가 칼슘의 섭취를 음식물을 통해서 섭취하라고 강조하지 않는 것이다.

거듭되는 이야기이지만 인체에서의 칼슘의 소화와 흡수과정, 그리고 세포 레벨에서의 이용 기전 등을 제대로 이해하는 것은 아무리 강조해도 지나치지 않다는 것이다.

골다공증을
부르는 음식들

뼈에 나쁘다는 음식은 생각보다 여러가지다.
하지만 그것이 왜 뼈에 나쁘다는 것인지
구체적으로 알려져 있지는 않다.
그 답은 이들 음식이
우리 몸을 산성화 시키기 때문이다.

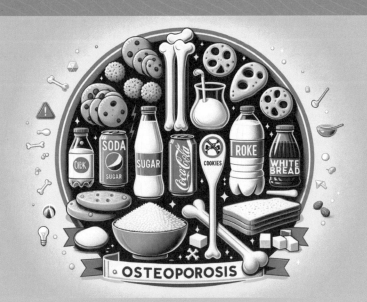

짠 음식이 뼈에 해롭다

소금은 튼튼한 뼈 형성에 큰 장해물이 될 수 있다. 연구에 따르면, 고염분 식이를 섭취하는 폐경 후 여성들은 동일 연령대의 다른 여성들보다 더 많은 뼈 미네랄을 잃게 된다.

워싱턴 주 스포케인의 인간영양학 교수인 린다 매시Linda K. Massey 박사는 "일반적인 미국식 식습관의 고염분 함량은 칼슘 요구량이 많아지는 이유 중 하나입니다." 라고 말한다.

매시 교수는 일반적인 정제염식탁염은 단순히 나트륨의 과도한 공급뿐만 아니라 칼슘 손실을 유발하여 시간이 지남에 따라 뼈를 약화시킨다는 연구결과가 있다고 한다. 이는 미국인들이 얻는 나트륨의 약 90%를 소금 섭취에서 얻어지기 때문에 골손실이 많다는 주장과도 이어진다.

짜게 먹는 것이 골밀도에 나쁜 영향을 미치지 않는다고 해도 전반적인 건강에 나쁜 영향을 미치기 때문에 지나치게 짜게 먹는 것은 당연히 좋지 않지만 더 중요한 것은 어떤 소금을 섭취하는가 하는 문제가 더 중요하다.

어떤 소금을 섭취하는지가 더 중요하다

일반적으로 사용하는 정제염의 경우에는 NaCl염화나트륨이 98%를 차지하는 반면에 천일염이나 암염의 경우에는 약 70% 전후를 차지한다. 정제염의 경우 나트륨 함량도 엄청나게 많지만 그 이외에 인체가 필요로 하는 미량미네랄_{trace mineral, 트레이스 미네랄}이 거의 들어 있지 않다는 것도 큰 문제라고 할 수 있다.

게다가 우리 손으로 직접 소금을 치지 않더라도 이미 가공식품에 들어 있는 소금의 섭취가 많다.

- 인공육, 델리 터키와 햄, 핫도그 등 가공 육류
- 피자, 햄버거, 타코, 감자튀김 등 패스트푸드
- 일반 및 저칼로리 냉동 식사를 비롯한 가공식품
- 일반 캔 수프, 채소 및 채소 주스
- 빵과 아침식사 시리얼을 비롯한 구워진 제품

이런 가공식품의 대부부은 나트륨 위주의 소금 함량이 많으므로 나트륨 함량이 낮은 것을 구입할수록 뼈에 좋다. 또 한 가지 잊지 말아야할 것은 만약 여러 가지 가공식품을 동시에 섭취한다면 그 각각의 나트륨 함량이 낮다고 하더라도 그것을 합하면 많아진다는 생각을 해야한다.

탄산음료와 에너지음료는 뼈에 해롭다

많은 탄산음료에는 잦은 배뇨로 인한 칼슘 배설을 촉진할 수 있는 인산이 함유되어 있다. 매쉬 교수는 "칼슘 섭취량이 낮은 경우, 과다한 인산은 체내 칼슘 손실을 촉진합니다." 라고 설명한다. 가끔씩은 탄산음료를 마셔도 괜찮지만 많은 사람들은 그 유혹을 떨치지 못하고 지나치게 마시는 경우가 많다. 또 우리가 마시는 에너지음료에는 다량의 카페인이 포함되어 있는데, 카페인은 칼슘을 체외로 배출할 수도 있고 이뇨작용이 있어서 지나치게 마시면 소변으로 많은 칼슘을 배출하게 되게 때문에 뼈에 좋지 않다. 참고로 하루 300mg까지의 카페인은 안전하다고 하지만 이것은 사람에 따라 많이 다를 수 있기 때문에 일률적으로 생각할 일은 아니다.

또, 이런 음료들에는 탄산과 카페인 외에도 많은 양의 설탕이 포함되어 있는데, 설탕을 과도하게 섭취하면 과체중, 비만을 유발하고 이것은 염증을 일으켜 대사장애를 초래함으로써 골손실을 일으키는 직접적인 원인이 될 수 있다.

고도로 정제된 곡물과 가공식품은 뼈에 해롭다

고도로 정제된 곡물이라고 하면 흰 쌀, 흰 밀가루가 대표적이라고 보면 된다. 그 이외의 곡물도 껍질을 완전히 벗겨내서 가공한 것은 정제곡물이라고 할 수 있다.

우리가 간과하기 쉬운 정제곡물의 하나가 옥수수 가공품이다. 특히 식품첨가제로 사용하는 콘 시럽, 과당 등은 흰 밀가루로 만든 빵, 과자 등과 함께 건강에는 매우 해로운 음식이라고 할 수 있다.

결국 우리의 건강에 해로운 것으로 인식되는 대부분의 음식들은 뼈에도 해롭다. 그 이유는 이런 정제곡물, 가공식품, 지나치게 짜고 단 식품들은 입맛을 돋우기 때문에 과식하기 쉬워서 체중이 증가하게 되는데, 이렇게 해서 과체중, 비만이 되면 염증을 일으켜 전신 대사장애와 골손실을 유발하게 된다.

그런데 이런 식품들이 더 직접적으로 골밀도를 나쁘게 하는 까닭은, 이런 식품을 먹게 되면 인체의 산성화가 진행되기 때문이다. 몸이 산성화 되면 이것을 중화하기 위해서 가장 먼저 사용하게 되는 것이 칼슘이다.

이때 체내 특히, 혈액 내에 칼슘이 부족한 경우에는 뼈를 분해해서 칼슘을 꺼내 쓰게 되기 때문에 골밀도가 더 급속하게 나빠지게 되므로 뼈 건강만이 아니라 전체적인 건강의 유지를 위해서 늘 좋은 식품을 다양하고, 고르게 섭취하고, 과식하지 않도록 한다.

그리고 일반적으로 대부분의 가공식품은 고도로 정제된 곡물과 인공감미료를 비롯한 첨가물을 사용하여 제조된다. 이러한 가공식품들은 기본적으로 위에 언급한 대부분의 문제를 안고 있기 때문에 식생활에서 제대로 된 음식을 섭취할 수 있도록 노력하고 과식을 하지 않도록 노력해야 한다.

뼈를 강화하려면
근육과 인대를 강화하라

인간의 건강은 뼈, 근육, 그리고 인대와 같은
다양한 조직과 기관의 상호작용에 의해 결정된다.

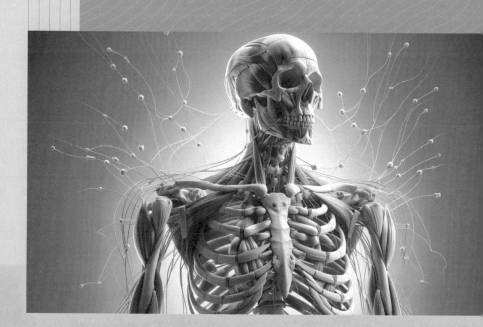

뼈는 우리 몸의 구조적 지지체를 형성하고, 근육과 인대는 뼈를 지지하는 동시에 뼈에 운동 기능을 부여하는 기관으로서 뼈 건강에 직접적인 영향을 미친다.

우리가 걸어 다니는 것만을 단순하게 생각해 보더라도 골반, 태퇴골, 무릎, 발목, 발과 같은 기관들의 존재만으로 걸어 다니는 움직임이 일어나지 않는다. 만약 뼈와 연결되어 있는 인대와 근육이 없다면 우리는 한 걸음도 걸을 수 없게 될게 될 것이다.

근육 강화의 중요성

근육은 우리 몸의 움직임과 기능을 조절하는 데 중요한 역할을 할 뿐만 아니라 뼈를 잡고 있는 근육이 강화되면 뼈에 더 많은 자극을 주게 됨으로써 골밀도를 강화하는 데도 매우 중요한 기능을 수행한다.

운동 성능 향상 : 강한 근육은 운동 성능을 향상시키고 더 많은 활동을 수행할 수 있도록 돕는다. 근육 강화는 체력과 스피드 개선에 기여하여 활동성을 높여 준다.

대사 활성화 : 근육은 에너지소비를 촉진하며, 대사활성화를 높이는 데 도움을 주어서 체지방 감소와 식사 대사 개선에 도움을 줄 수 있다.

부상 예방 : 강한 근육은 부상을 예방하는 데 도움을 준다. 근육이 약할 경우 부상의 위험이 증가하며, 근육 강화는 위험을 감소시킨다.

인대 강화의 중요성

인대는 뼈와 근육을 연결하고 관절을 안정화하는 역할을 한다. 인대 강화의 중요성은 다음과 같다.

관절 안정화 : 강한 인대는 관절을 안정화하고 다양한 운동 및 활동 중에 관절 손상의 위험을 줄여 준다.

자세 조절 : 인대는 자세를 조절하고 몸의 균형을 유지하는 데 중요하다. 강한 인대는 자세와 균형을 유지하는 데 도움을 준다.

운동 성능 개선 : 운동선수들은 인대 강화를 통해 운동 성능을 개선하고 부상을 예방한다.

우리는 '뼈, 근육, 그리고 인대가 서로 무슨 큰 연관 관계가 있을까?'라고 생각하지만 이들은 우리 몸의 건강과 기능에 핵심적인 역할을 한다.

올바른 근육과 인대 강화 방법

올바른 근육과 인대를 강화하기 위해서는 제대로 된 운동법을 전문가로 부터 배우는 것이 중요하다. 평생의 뼈 건강을 보장할 근육과 인대의 강화법은 다소 비용 지출이 있더라도 제대로 배우도록 하자.

어떤 운동이
골밀도 향상에
더 도움이 되나

노년층에 권하는 운동은 대부분 '걷기'이다.
하지만 골밀도를 향상시키고 싶다면
생각을 바꿔야 한다.

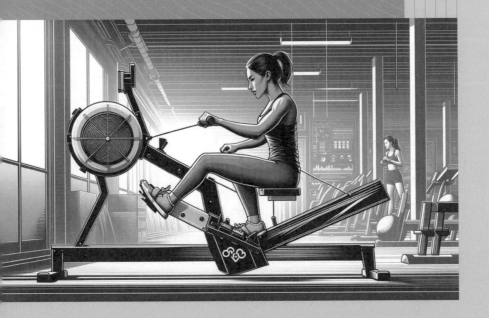

뼈의 강도는 중력과 뼈에 가해지는 스트레스에 좌우된다

사람이 받게 되는 외부적인 힘으로는 크게 '중력 부하Gravitational Loading'
와 '근육 부하Muscle Loading'의 두 가지로 나눌 수 있다.

'중력 부하'는 지면과의 충돌, 즉 중력을 지속적으로 받는 상태를 말
하는데, 이런 상태는 인체가 그 중력을 이겨낼 수 있도록 스스로 강해
지게 하는 요소가 된다.

'근육 부하'는 근육의 수축운동이 뼈에 기계적인 힘을 가하게 되는
데, 이렇게 뼈에 가해지는 스트레스(무게 또는 압력)는 뼈의 강화를 유도
하는 촉진제가 된다.

뼈를 강화하기 위해서는 유산소운동보다는 하중운동weight bearing exer-
cise이 더 효과적이다. 왜냐하면 우리의 모든 뼈는 근육과 인대로 연
결되어 있고 이 근육과 인대를 통해서 뼈로 전달되는 힘(스트레스)이
뼈의 밀도를 높이는 직접적인 방아쇠가 되기 때문이다.

좋은 예로 태권도를 하는 사람들이 정권을 단련하거나 손을 단련해
서 송판을 깨고, 기왓장과 벽돌을 깨도 몸이 다치지 않는 것은 우리의
뼈가 스트레스를 받으면 그만큼 더 강한 상태로 바뀐다는 것을 입증하
는 것이다.

어떤 운동이 골밀도 향상에 좋은가?

골밀도에 좋다고 알려진 것들이 많이 있지만 그림에서 보는 연구는
어떤 운동이 어떤 부위에 얼마나 더 효과적인지를 알아본 연구로서 의

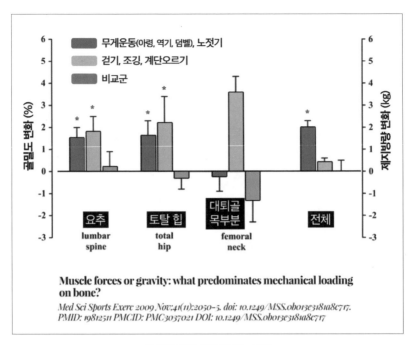

Muscle forces or gravity: what predominates mechanical loading on bone?

*Med Sci Sports Exerc 2009 Nov;41(11):2050-5. doi: 10.1249/MSS.0b013e3181a8c717.
PMID: 19812511 PMCID: PMC3037021 DOI: 10.1249/MSS.0b013e3181a8c717*

운동이 우리 몸이 미치는 영향

미가 있다고 할 수 있다.

요추와 대퇴골 부위를 대상으로 어떤 운동이 골밀도를 향상시키는데 더 좋은가를 알아본 연구인데, 운동의 종류로는 무게운동weight bearing exercise, 노 젓기rowing, 계단 오르기, 걷기, 조깅 등을 하도록 하고 이것들이 요추, 대퇴골의 각 부위에 대해서 어떤 영향을 주는 지를 조사한 것이다.

이 연구결과를 보면 요추의 골밀도를 강화하기 위해서는 아령, 역기, 덤벨과 같은 무게 운동이나 노 젓기 운동보다 계단 오르기, 조깅과 같은 운동이 더 효과적이지만 두 가지 종류의 운동 모두가 도움이 되는 것으로 나타났다.

반면에 대퇴골 목 부분Neck을 강화하는 데는 계단 오르기 운동이 훨씬 효과적이었고 엉덩이대퇴부 전체를 보았을 때는 두 가지 모두가 효과가 있지만 계단 오르기가 훨씬 도움이 되는 것으로 나타났다.

하지만 요추와 대퇴골 모두를 평가했을 때는 노 젓기 운동과 무게운동이 훨씬 효과적인 것으로 나타났다.

따라서 골밀도를 잘 관리하고 싶다면 걷기운동을 하기보다는 계단 오르기 운동과 노 젓기 운동과 같이 뼈와 연결된 근육에 힘이 들어갈 수 있는 운동을 게을리 하지 않는 것이 중요하다.

그 이외에 기구 없이 간편하게 할 수 있는 골밀도강화 운동으로는 스쿼트, 플랭크, 발꿈치 들었다 내리기 등을 꼽을 수 있다.

운동은 모든 사람에게 필요한 것이지만 골밀도가 낮은 사람이라면 절대로 게을리 하지 않도록 해야 하고, 심한 골다공증환자의 경우에는 혼자 운동하기보다는 몇 달이라도 전문가에게 트레이닝을 받아서 제대로 운동하는 법을 익히는 노력을 아끼지 않아야 한다.

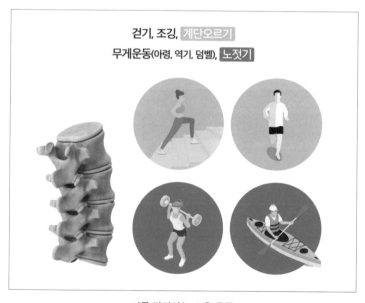

뼈를 강화하는 요추 운동

골다공증에 좋은
3가지 운동

골다공증에 좋다는 운동은 정말 많다.
여기서는 큰 준비 없이도 집에서 할 수 있는
세 가지 운동을 추천한다.

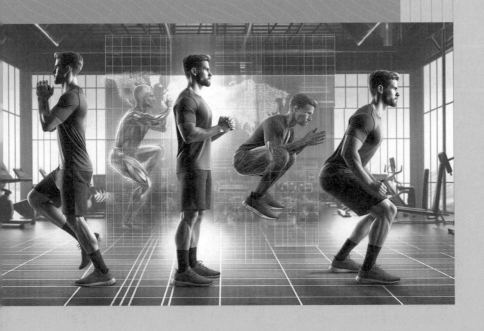

스쿼트Squat 운동

스쿼트는 하체 근육, 특히 대퇴사두근, 햄스트링, 엉덩이 근육(둔근), 그리고 코어 근육을 강화하는 데 도움이 되는 인기 있는 근력 운동이다. 무릎을 굽히고 엉덩이를 뒤로 내밀면서 상체를 낮추는 동작을 수행하고, 다시 원래 자세로 돌아오는 과정을 반복하는 것이 스쿼트의 기본 움직임이다. 이 운동은 무게 추가를 사용하여 강도를 높일 수도 있다.

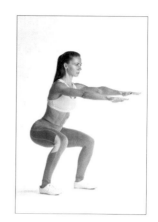

플랭크Plank 운동

플랭크는 코어근육, 즉 복부와 하체, 그리고 상체 근육을 강화하는 데 도움이 되는 체력 및 안정성 운동이다. 플랭크는 다양한 변형이 있지만 기본 플랭크 자세는 다음과 같이 수행한다.

1. 바닥에 엎드린 자세에서 팔꿈치를 굽혀 양 손목이 어깨와 같은 높이에 위치하도록 한다.
2. 양 발가락으로 바닥을 밟고 몸을 들어 올린다.

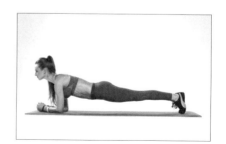

3. 팔꿈치, 어깨, 엉덩이, 무릎, 발가락까지 일직선을 이루도록 몸을 곧게 펴고, 근육을 긴장한 상태로 유지한다.

4. 머리에서 발끝까지 몸이 일직선을 유지하도록 힘을 주면서, 특히 복부 근육을 긴장한 상태로 유지한다.

5. 가능한 오래 이 자세를 유지하되, 통증이나 불편함이 느껴지면 중단해야 한다.

플랭크는 복부, 등, 어깨, 팔, 엉덩이, 허벅지 등 전신의 근육을 동시에 사용하기 때문에 전반적인 체력 향상에 도움이 된다. 또한, 정확한 자세를 유지하기 위해 균형감각과 체력을 발전시키는 데 도움이 된다.

발꿈치 들기 calf raise 운동

이 운동은 주로 종아리 근육(특히 적외근, 가장 큰 종아리근육)을 강화하기 위해 수행된다. 발꿈치 들기는 다양한 변형이 있지만, 기본적인 수행 방법은 다음과 같다.

1. 두 발을 어깨 너비로 벌리고 바닥에 선 후, 양 발끝으로 최대한 높이 들어 올린다

2. 발끝으로 최대한 높이 올라간 상태에서 잠시 정지한 후, 천천히 발뒤꿈치를 바닥으로 내려놓는다.

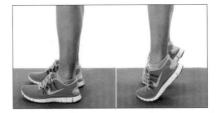

3. 이 과정을 여러 번 반복한다.

발꿈치 들기 운동은 아래와 같은 다양한 변형을 사용하여 난이도를 조절할 수 있다.

1. 한 발로 수행하기 (한쪽 종아리 근육에 더 집중적으로 운동할 수 있다.)

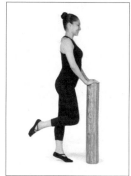

2. 무게 추를 사용하여 강도를 높이기(손에 덤벨을 들거나 무게 추를 착용하여 발꿈치 들기를 수행할 수 있다.)

3. 발목 웨이트를 사용하여 강도를 높이기(발목 웨이트를 착용하여 발꿈치 들기를 수행할 수 있다.)

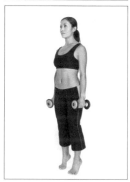

4. 계단이나 평행봉 위에서 발꿈치 들기를 수행하여 더 깊은 스트레칭을 얻기

이 운동은 종아리근육의 근력과 근지구력을 향상시키는 데 도움이 된다. 또한 발목 관절의 안정성과 균형감각을 개선할 수 있다.

골다공증 운동의
강도 올리는 법

사실 골밀도를 높이기 위해서는 뼈를 지지하고 있는
뼈 근육을 강화하는 것이 중요하다.
대부분은 어떻게 해야 무리하지 않고 운
동을 할 수 있는지 방법을 잘 모른다.

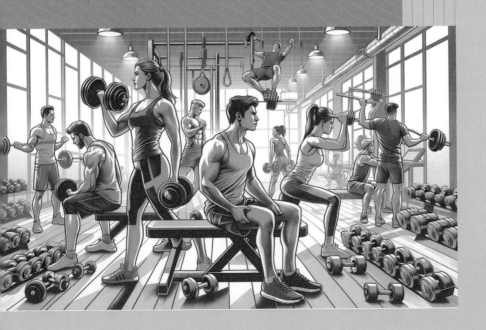

자신이 골다공증인지를 확인하게 되는 나이는 대부분이 50대 후반이다. 이런 나이에는 골밀도 개선을 위해서 무게를 드는 근육운동을 해야 한다고 해도 어떻게 해야 하는지 잘 모르는 경우가 많다.

게다가 이미 골밀도가 많이 낮고 통증도 수반된다면 골절의 두려움 때문에 더욱 운동이 꺼려진다. 이럴 때는 좀 귀찮기는 하지만 가까운 헬스클럽에 가서 자신의 상황을 잘 설명하고 무리가 가지 않으면서 근육을 강화할 수 있는 운동법을 몇 달 배우는 것이 좋다. 시간과 비용이 들기는 하지만 한 번 배워 두면 평생 두고두고 사용할 수 있으니 노년을 위한 좋은 선물이나 투자라고 할 수 있겠다.

앞서 논문을 통해서 어떤 운동이 골밀도를 높일 수 있는지에 대해서 공부를 했다면 어슴푸레하게나마 어떤 운동을 말하는지는 느끼게 되었을 것이다. 이번에는 집에서 큰 기구 없이 스스로 할 수 있는 몇 가지 운동에 대해서 알아보자.

운동을 처음 시작할 때

허리운동

사이드 벤드 Side bends : 양발을 어깨 너비로 벌리고 팔은 몸 옆에 놓는다. 천천히 어깨가 수평하고 엉덩이는 움직이지 않도록 몸을 옆으로 기울인다. 몇 초 동안 스트레칭을 유지한 후 시작 위치로 돌아가 반대쪽에서 반복한다.

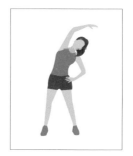

몸통 회전 Trunk rotation : 양발을 어깨 너비로 벌리고 팔을 앞으로 뻗는다. 천천히 상체를 오른쪽으로 회전시킨다. 엉덩이는 가만히 두고 상체만 돌린다. 몇 초 동안 스트레칭을 유지한 후 시작 위치로 돌아가 왼쪽에서 반복한다.

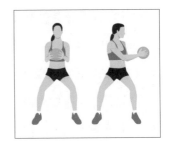

플랭크Planks : 바닥에 엎드려 배를 닿게 한다. 그리고 팔꿈치와 발끝으로 몸을 들어 올린다. 척추를 지지하기 위해 복근을 당기면서 몸은 머리에서 발끝까지 직선이 되도록 한다. 30초에서 1분 동안 이 자세를 유지한 후 푸는 것을 반복한다.

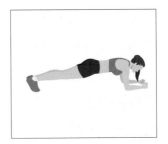

힙(대퇴부) 운동

걷기Walking : 걷기는 다리와 엉덩이의 골밀도를 높이는 무게중심 운동이다. 가능한 매일 30분 이상 걷도록 하자. 포장, 풀, 언덕 등 다양한 지형에서 걸어보는 것이 좋다.

런지Lunges : 양발을 어깨 너비로 벌리고 한 발로 큰 보폭을 내딛는다. 두 무릎을 굽혀 몸을 낮추며 등뼈를 곧게 한다. 뒷무릎이 바닥에 거의 닿을 때까지 몸을 내린 후 반대쪽에서 반복한다.

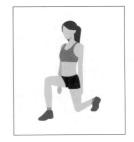

스쿼트Squats : 양발을 어깨 너비로 벌리고 팔은 몸 옆에 놓는다. 천천히 무릎을 굽혀 의자에 앉듯이 몸을 내린다. 체중을 발뒤꿈치에 두고 가슴은 선 상태를 유지한다. 시작 위치로 올라오면 반복한다.

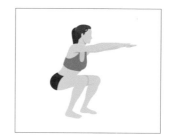

운동이 좀 익숙해졌을 때

허리운동

중량을 든 측면 굽힘weighted side bends : 한 손에 중량을 들고 발을 어깨 너비로 벌리고 선다. 어깨를 수평으로 유지하고 엉덩이는 가만히 두고 천천히 한쪽으로 굽혀 몸을 기울인다. 몇 초 동안 스트레칭을 유지한 다음 시작 위치로 돌아가 반대쪽에서 반복한다.

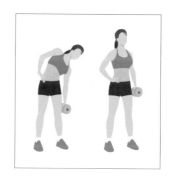

나무 패기wood chops : 발을 어깨 너비로 벌리고 양손에 중량을 든다. 중량을 천천히 몸통을 따라 위쪽으로 올리고 반대쪽에서 반복한다.

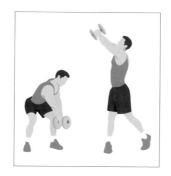

러시안 트위스트 Russian twist : 무릎을 굽히고 발을 바닥에 딱 붙이고 앉아서 양손에 중량을 든다. 복근을 긴장하면서 등을 조금 뒤로 기울인다. 몸을 오른쪽으로 돌리고 왼쪽으로 돌리면서 반복한다.

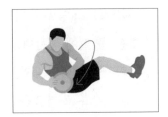

힙(대퇴부) 운동

중량을 든 런지weighted lunges : 양손에 중량을 들고 한 발로 크게 앞으로 걸어놓는다. 두 무릎을 굽혀서 뒷무릎이 거의 바닥에 닿을 때까지 몸을 내린 다음 반대쪽에서 반복한다.

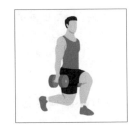

중량을 든 스쿼트 Squats with weights : 양손에 중량을 들고 발을 어깨 너비로 벌린다. 무릎을 천천히 굽혀서 의자에 앉는 것처럼 몸을 내린다. 발뒤꿈치에 중량을 싣고 가슴을 선 상태를 유지한 다음 원래 자세로 돌아가 반복한다.

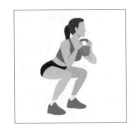

중량을 든 스텝 업 Step-ups with weights : 양손에 중량을 들고 계단이나 벤치 앞에 선다. 한 발로 계단 위로 올라간다. 다른 발을 끌어올리고 다시 시작 위치로 내려오면서 반대쪽에서 반복한다.

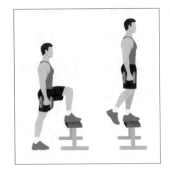

다하지 못한 이야기

스마트폰과 유튜브가 뼈를 망친다

청소년은 물로 수많은 현대인들은 스마트폰과 컴퓨터 모니터를 비롯한 디지털기기를 사용하여 학습, 게임, 유튜브 보기 등에 보내는 시간이 점점 증가하는 추세이다. 이러한 새로운 생활 패턴의 변화 때문에 발생하는 건강문제도 증가하고 있다는 사실은 많이 알려져 있다.

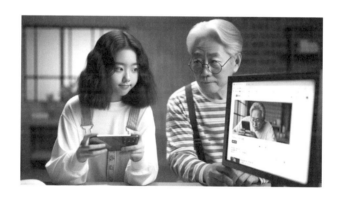

뼈와 근골격계에 미치는 영향

장시간 동안 고개를 숙여 화면을 들여다 볼 때 목에 가해지는 하중은 각도에 따라 13-23kg에 이를 수 있다고 한다.

20kg이라면 보통 쌀 1포대의 무게가 되는데, 이런 무게를 장시간에 걸쳐서 목뼈와 척추에 부담을 주는 것은 거북목증후군, 척추측만증과 같은 문제를 일으킬 수 있다. 그 외에도 근육 경직, 통증 유발, 수면장애를 일으키기도 한다.

시력 건강

스마트 폰이나 컴퓨터 모니터에서 발생되는 블루라이트는 시력 저하의 주요 원인 중 하나로 꼽힌다. 장시간 동안의 스크린 사용은 눈의 피로를 증가시키고 장기적으로는 시력에 영향을 미칠 수 있다.

뇌 건강과 인지기능

장시간 디지털기기를 사용하게지 되면 인지기능에 영향을 미칠 수 있으며 특히, 젊은 사용자들 사이에서 디지털 중독과 관련된 우려가 증가하고 있다.

새로운 기술의 사용과 건강한 생활 사이의 균형을 찾는 것은 매우 중요하다. 만약 피할 수 없다면 정기적인 휴식, 적절한 자세 유지, 밝기 조절 및 필터 사용과 같은 예방조치가 권장된다.

영유아의 디지털기기 사용

특히, 영유아들의 디지털기기 사용은 매우 제한적으로 사용하는 것이 필요하다. 영유아들은 이런 디지털기기의 사용시간이 많아질수록 통합적인 뇌 발달을 저해하게 되고 신체 성장에도 악영향을 미칠 수 있다. 더군다나 이 시기의 뼈는 단단하지 않기 때문에 변형되기 쉽고 한번 변형이 일어나면 성장 속도와 맞물려 치명적인 문제를 야기할 수도 있어서 부모들의 각별한 관심이 요구된다.

정책 당국자들에게 보내는 편지

**이 책 한 권을 만들기 위해서
나는 골다공증환자들의 골밀도 개선에 진심인 20년을 보냈다.**

20년 세월 동안 내가 얻은 것이 있다면 내가 믿고 있는 골다공증 개선 방안이 환자들에게 실질적인 대안이 될 수 있다는 사실이다. 그것은 수많은 환자들의 체험담으로도 확인되었고 대한민국 성모병원의 김세웅 교수팀과 함께 한 임상에서도 확인되었다.

하지만 편리함을 강조하는 현대인들의 입맛에 맞도록, 아무것도 하지 않고 하루 단 한 번의 섭취로 골밀도를 개선할 방법은 없다는 사실도 확실하게 깨닫게 되었다.

그럼에도 여전히 나는 골다공증이 그저 나이 먹으면 누구나 겪어낼 수밖에 없다거나, 골밀도는 회복될 수 없고, 약을 쓰더라도 골절의 위험을 줄일 수 있을 뿐이라는 기존 학계나 의료계의 의견에는 절대적으로 동의하지 않는다.

나는 이 책에서 지난 20년 동안 확인하고 깨달았던 '골다공증 치료법'에 대해서 모두 공개하였다.

약간의 의학적인 지식이 있고 열린 마음이 있는 사람이라면 한 번쯤 내 이야기를 따라가 보고 싶을 것이라고 생각한다.

내가 이 책을 쓰게 된 이유는 골다공증환자들에게 실질적으로 골밀도를 개선할 수 있는 정보를 제공하려는 목적도 있지만 그것보다는 이 문제와 관련된 제도권의 많은 학자, 제약회사, 의사, 약사는 물론 국가 차원의 보건당국이 의료 기관들로 하여금 지금까지 골다공증 치료를 위해서 견지하고 있는 골다공증 치료지침을 전면 재검토하는 계기를 만들고자 함이다.

이 책을 마무리하면서 나는 감히 이런 약속을 하고 싶다.

국가 차원에서 국민들의 건강을 실질적으로 개선에 도움이 될 수 있는 방법을 강구하기 위한 노력이 시작된다면 보잘 것 없을지 모르지만 내가 알게 된 모든 정보를 제공할 것이라는 것이다.

기업, 병원, 약국 모두는 이익집단이다.

공무원은 국리민복이 유일한 이익이자 목표가 되어야 하는 국민의 공복이기 때문에 산업도 중요하지만 산업을 살리기 위해서 불필요한 사회적 비용을 추가 지불하게 하거나 불필요한 환자를 양산해서는 안 된다는 점에 동의해야 한다고 믿는다.

국가는 궁극적으로 국민 한 사람 한 사람의 복리와 행복과 안전을 증진시키는 방향으로 가야하고 그런 국가만이 다른 나라에게 휘둘리지 않는 진정한 의미의 강국이 될 수 있고, 그런 나라의 국민들만이 행복으로 충만한 강한 국민이 될 것이기 때문이다.

모쪼록 이 책을 끝까지 읽어 주신 모든 독자분들께 건강과 행복이 가득하길 기원하면서 정책당국자들이 국민의 이익에 대한 새로운 눈을 뜨고 이를 행동으로 옮기는 노력으로 결실이 이루어지기를 진심으로 응원하고 싶다.

골다공증 치료를 위한 질의응답

Q. 골다공증 약이나 주사를 중단해도 되나요?

A. 이 책에서 골다공증 약의 메커니즘에 대해서 다룬 것처럼 골다공증 약이나 주사제는 근본적으로 인체의 뼈 대사 메커니즘을 방해하는 약이다. 파골세포의 작용 없이 조골세포가 제대로 작용할 수 없기 때문에 인체의 뼈 대사는 정상적으로 일어날 수 없고 그 결과로 새로운 뼈는 제대로 만들어지지 않을 것이라는 것은 자명한 사실이다.

그 반증이 골다공증 약이나 주사의 목표가 골밀도를 회복시키는 것이 아니라 '골절을 예방'하기 위한 것이나, 그렇기 때문에 골다공증 약이나 주사를 사용하더라도 여전히 칼슘보충제나 비타민D 보충제를 추가로 처방하는 것이다. 약이 진정한 치료제라면 그런 말을 하지 않을 것이기 때문이다.

하지만, 의사의 처방에 대해서 제3자가 이러쿵저러쿵 할 수 없는 것이 현실의 법이다. 그럼에도 불구하고 나는 골다공증약이 골밀도를 회복시킬 수 없고 인체의 정상적인 뼈 리모델링을 방해함으로써 생각지도 못한 부작용을 일으킨다는 점에서 환자가 이러한 사실 들에 대해서 좀 더 꼼꼼히 공부해서 진정으로 골밀도를 회복하고 장기적인 건강을 회복하기 위해서 스스로 결심할 문제라고 생각한다.

Q. 비타민D를 꼭 먹어야 하나요?

A. 비타민D는 우리가 섭취한 칼슘을 혈액까지 운반해 주는 데 매우 중요한 역할을 하기 때문에 혈액 내 비타민D의 농도는 이온칼맥의 공급만큼이나 중요하다. 그래서 본인의 혈중 비타민D 농도를 늘 점검하고 55-70ng/mL 사이로 유지하는 것이 중요하다.

Q. 비타민D 수치가 90이 나왔는데 어떻게 하면 좋을까요?

A. 비타민D 수치가 70ng/mL 정도라면 매일 하루 비타민D3를 2,000IU 정도 섭취하면 된다. 하지만 90ng/mL 정도라면 1개월 정도 비타민D의 섭취를 중단하면 된다. 2개월 이후에는 다시 매일 하루 비타민D3를 2,000IU 정도 섭취하면 된다.

Q. 저는 하루 1만 보 걷기운동을 하는데 왜 골밀도가 잘 올라가지 않을까요?

A. 걷기운동이 건강에 도움이 되는 것은 분명하지만 골밀도를 높이는 운동으로는 부족하다고 할 수 있다. 인체의 모든 뼈는 그 자체의 힘으로 움직이는 것이 아니고 각각의 뼈에 연결된 인대와 근육의 힘으로 움직이기 때문에 이들 인대와 근육이 튼튼할수록 골밀도도 그만큼 상승되는 경향이 있다. 심한 웨이트 트레이닝이 아니더라도 근육을 강화할 수 있는 운동법을 제대로 배워서 실천하면 보다 빨리 골밀도를 상승시킬 수 있다.

Q. 골다공증 약을 먹거나 주사를 맞으면서 이온칼맥을 먹어도 되나요?

A. 나는 이런 질문을 정말 많이 받게 되는데, 이 질문을 받을 때마다

환자가 얼마나 자신감이 없고 기가 죽어 있는지 안타까움을 느끼게 된다. 병원 말을 듣지 않자니 혹시라도 골절이 오거나 더 심각한 지경으로 빠지지 않을까 하는 우려 때문일 것이다. 하지만 어찌 이런 환자들을 탓할 수 있을까? 환자들에게 모든 정보를 제대로 주지 않는 현실을 탓할 수밖에 없다. 다행히도 인간이 만든 약은 조물주가 만든 인체의 뼈 대사 메커니즘을 완벽하게 제어하지 못하는 것 같다. 정 불안하다면 그렇게라도 해야 할 일이다. 하지만 "골다공증을 약이나 주사로 해결할 수 없다"는 것이 나의 지난 이십 년 간의 경험이자 신념이다.

Q. 이온칼맥은 얼마나 오래 먹어야 골밀도가 좋아지나요?

A. 답은 환자 자신에게 달려 있다. 이 질문에는 빨리 골밀도를 회복하고 싶은 마음이 가장 크게 작용한 것이라고 본다. 하지만 이 책의 시작에서도 언급한 것처럼 골밀도가 빨리 회복되기 위해서는 환자 스스로가 점검하고 해결해야 할 일곱 가지 사항이 있다. 이것들을 차근차근 해결 해 간다면 생각보다는 빠른 시간 내에 자신이 원하는 쪽으로 방향이 전환될 것이다.

Q. 이온칼맥을 한꺼번에 많은 양을 먹으면 더 좋지 않을까요?

A. 아니다. 우리는 늘 안전성에 대해서 생각해야 한다. 칼슘보충제를 비롯해서 다른 보충제를 섭취할 때 어떤 사람들은 지나칠 정도로 우려가 많은가 하면 어떤 사람들은 너무 생각을 하지 않는 것 같다. 건강식품이라고 해서 무조건 많이 먹는 것이 좋은 것은 아니다.

매끼 식사를 생각해 보아도 우리가 먹는 음식이 그 자체로는 나쁠 일이 없지만 사람에 따라 같은 양이라도 과식하면 탈이 나는 것과 같은 이치이다. 칼슘제도 같은 맥락에서 생각하는 것이 좋다.

칼슘의 석회화 문제를 걱정하는 것만이 아니라 우리가 생명을 유지하기 위해서 실질적으로 소요되는 칼슘의 양과, 각자의 부족한 칼슘의 양 등을 고려해서 섭취량을 정하는 것이 옳다. 하지만 그 누구도 자신에게 적절한 칼슘의 섭취량을 아는 사람은 없다.

지난 20년의 경험과 과학적 고찰을 통해서 우리가 얻은 결론은 이온칼맥의 하루 최대 섭취량은 이온화칼슘으로서 500mg을 넘지 않는 것이다. 글을 쓰고 있는 2023년 9월 현재의 포뮬라로는 하루 2스틱을 섭취하는 것을 상한선으로 권장하고 있다.

Q. 어떤 사람들이 이온칼맥을 두 포 먹어야 할까요?

A. 이온칼맥은 골밀도검사를 할 때 측정하게 되는 요추 10곳과 대퇴부 4-5곳의 검사수치 중에서 두 곳 이상에서 -2.8보다 나쁜 값이 나오면 하루 2포를 섭취하도록 권장하고 있다.

Q. 이온칼맥은 꼭 물에 타서 먹어야 하나요?

A. 이온칼맥은 상품의 이름에서 느낄 수 있는 것처럼 이온화를 가장 중요하게 생각하고 만든 제품이다. 제품을 미리 이온화해서 소비자에게 제공할 수도 있지만 그렇게 하면 지나치게 무게가 많이 나가기 때문에 운송, 휴대 등이 불편하고 비용도 많이 든다. 그래서 소비자가 직접 이온화 하는 방식을 선택한 것이다.

사람에 따라서 사용하는 물의 양은 다르지만 이온칼맥 1스틱을 기준으로 물은 240-500ml가 적당하고 물의 온도는 섭씨 40도 정도가 좋다. 이런 온도의 물에서 이온칼맥은 대개 1분 이내에 완벽하게 용해되어 이온화가 된다.

Q. 이온칼맥을 탄 물에 다른 보충제나 약을 함께 섭취해도 되나요?

A. 대부분의 약이나 보충제와 이온칼맥은 서로 충돌이 없기 때문에 함께 섭취해도 된다. 하지만 이온화아연, 이온화마그네슘 같은 제품은 최소 10분 이상의 시간을 두고 섭취하는 것이 좋다.

Q. 이온칼맥 물에 소금이나 MSM을 함께 타서 섭취해도 되나요?

A. 이들은 서로 충돌할 수 있어서 흡수에 방해가 되기 때문에 함께 섭취하지 않는다.

Q. 현미발효 식초를 먹고 있는데, 이온칼맥에 식초를 넣어도 되나요?

A. 위장만 문제가 없다면 이온칼맥을 탄 물에 약간의 식초를 넣는 것은 무방하다.

Q. 이온칼맥은 꼭 뜨거운 상태로 마셔야 하나요?

A. 그렇지 않다. 이온칼맥을 물에 녹일 때만 섭씨 40도의 물을 사용하라는 뜻이다. 일단 완전히 용해가 되고 나면 찬물로 더 희석시켜도 상관없다.

Q. 이온칼맥은 알약이 좋은가요, 분말이 좋은가요?

A. 두 제품은 완전히 동일한 제품이지만 이온화 면에서는 분말제품이 훨씬 이점이 있다고 생각되기 때문에 골다공증 판정을 받으신 분이라면 분말 제품을 섭취하는 것이 좋다.

Q. 이온칼맥을 섭취하니 설사가 나오는데요?

A. 이런 경우는 위장이 좋지 않은 경우가 대부분이다. 근본적으로는 위장 기능을 개선해야 하지만 이온칼맥을 보다 많은 양의 물에 타서 하루 종일 조금씩 나누어 마시면 대부분 문제가 해결된다.

Q. 이온칼맥을 먹으니 피부가 가려운데요?

A. 이런 경우는 환자 자신의 체내에 미네랄 레벨이 너무 낮기 때문에 일시적인 충격이 있는 것으로 판단된다. 이런 사람일수록 꼭 이온칼맥의 섭취가 필요하다. 이런 사람은 한동안 섭취량을 줄이거나 물을 많이 타서 하루 종일 조금씩 나누어 먹으면 대부분 문제가 해결된다.

Q. 이온칼맥을 먹으니 가슴이 답답한데요?

A. 이런 경우도 위의 경우와 마찬가지로 환자 자신의 체내에 미네랄 레벨이 너무 낮기 때문에 일시적인 충격이 있는 것으로 판단된다. 이런 사람일수록 꼭 이온칼맥의 섭취가 필요하다. 이런 사람은 한동안 섭취량을 줄이거나 물을 많이 타서 하루 종일 조금씩 나누어 먹으면 대부분 문제가 해결된다.

Q. 이온칼맥을 먹었더니 잠을 잘 잘 수 있게 되었어요.

A. 이것은 이온칼맥에 들어 있는 칼슘과 마그네슘의 밸런스에 기인한다고 생각된다. 보통 하루 2스틱을 섭취하는 사람에게서 이런 반응이 더 많이 나온다.

Q. 이온칼맥을 먹었더니 부정맥이 좋아졌어요.

A. 이것도 위와 마찬가지로 이온칼맥에 들어 있는 칼슘과 마그네슘의 밸런스에 기인한다고 생각된다. 보통 하루 2스틱을 섭취하는 사람에게서 이런 반응이 더 많이 나온다.

Q. 이온칼맥을 먹었더니 밤에 쥐가 나지 않아요.

A. 이것도 위와 마찬가지로 이온칼맥에 들어 있는 칼슘과 마그네슘의 밸런스에 기인한다고 생각된다. 보통 하루 2스틱을 섭취하는 사람에게서 이런 반응이 더 많이 나온다.

Q. 이온칼맥을 먹었더니 이석증과 이명이 좋아졌어요.

A. 최근에 골밀도와 이석증이 연관관계가 있다는 연구들이 발표되고 있는데, 골다공증이 있는 사람들은 이석증이 발생할 위험이 높다는 것이다. 그런 이유 때문에 골밀도가 높아지면 내이의 전정기관 내에 존재하는 칼슘 파티클의 사이즈가 회복되면서 이석증이 개선되는 것으로 추측된다.

이명의 개선에 대해서는 어떻게 그런 결과가 나오는지에 대해서 명확히 밝혀진 것은 없지만 아마도 신경전달물질의 유기적인 활동이 가능해진 결과로 그렇게 된 것으로 생각된다.

Q. 이온칼맥을 열심히 먹었는데 골밀도가 나빠졌어요!

A. 간혹 이런 이유로 항의를 하는 분들에게 병원에 가서 의사들에게도 그렇게 항의를 하는지 물어보고 싶을 때가 많다. 늘 이야기하지만 이온칼맥을 섭취하는 것만으로 골밀도가 다 좋아진다면 내가 이렇

게 책을 쓸 이유도 없을 것이고 닥터 건더슨과 나는 노벨상을 받아야 할 것이라고 생각한다.

세상에는 쉽게 그냥 얻어지는 것은 없다. 이 책의 첫 머리에서 몇 차례 언급했지만 골밀도가 나빠지는 7가지 이유를 하나씩 제거하는 노력이 필요하다. 그렇게 하자면 자신의 골밀도는 얼마인지도 부위별로 구체적으로 알고, 본인에게 맞는 체중, 본인의 비타민D 혈중농도, 총 칼슘 농도, 이온화칼슘 농도, 뼈를 잡고 있는 인대와 근육을 강화하는 운동, 스트레스 관리, 칼슘 흡수를 방해하는 처방약의 복용 여부… 이런 것들을 꼼꼼하게 점검해서 실천하는 것이 필요하다.

왜냐하면 자신의 몸 상태를 모르면 적절한 이온칼맥과 비타민D의 적절한 섭취량도 결정할 수 없고 식생활을 어떻게 하고 운동습관은 어떻게 해야 할지를 알지 못할 것이기 때문이다.

Q. 나노웰의 비타민D3, DK솔루션, 이뮤노쉴드 V3는 어떻게 먹는 제품인가요?

A.

구분	비타민D 함량	비타민 K2	목적
비타민D3	2천 단위	없음	비타민 K2 부작용이 있는 사람의 비타민D 보충
DK솔루션	2천 단위	200 mcg	숀리의 골다공증 퇴치 기본 프로토콜 제품
이뮤노쉴드 V3	2천 단위	100 mcg	비타민D 수준이 매우 낮은 사람, 면역기능이 저하된 사람

* 이 제품들은 동시에 섭취하는 제품이 아니다. 자신의 혈중 비타민D의 농도를 확인해서 필요한 제품과 양을 선택해야 한다.

Q. 이온칼맥 제품 칼슘과 마그네슘 비율이 어찌 되나요?

A. 칼슘과 마그네슘 비율은 약 2:1이다.

Q. 하루 2포를 먹고 있는데, 변이 딱딱해지고 변비가 생겨서 설명 부탁합니다.

A. 이온칼맥을 탄 물을 한 번에 들이키지 말고 하루 종일 물 대신 조금씩 나누어 마신다. 그리고 물의 양을 현재보다 2배로 늘려 본다.

Q. 이온칼맥을 먹고 있는데, K-Cleanse랑 Probiotics, 비타민C, 콜라겐을 같이 먹어도 될까요?

A. 중성 비타민C는 이온칼맥과 함께 먹지 않는 것을 권장한다. 하지만 정제로 된 비타민C는 이온칼맥, 콜라겐과 함께 섭취해도 된다.

K-Cleanse는 식사 후에 섭취하도록 하고 박테리아 혈뇨가 있다면 하루 2알씩 두 번 식후에 섭취한다.

Q. 이온칼맥을 물에 타서 먹기 시작한 지 며칠 됐는데, 매일 끝까지 마시기가 힘듭니다. 한 포만 마시고 나머지는 캡슐 제품으로 먹어도 되나요?

A. 골밀도검사에서 -2.8보다 나쁘다면 파우더 분말을 먹는 것이 회복에 더 좋다. 만약 캡슐 제품을 섭취한다면 캡슐을 섭취할 때 물을 200ml 이상 마시도록 한다. 그리고 분말을 물에 타서 먹는 것도 시간이 지나면 익숙해진다. 자신의 뼈를 다시 튼튼하기 위해서 좀 불편한 것도 감수하는 노력이 필요하다.

Q. 어린이들은 이온칼맥을 먹이면 안 되나요?

A. 이온칼맥은 파우더를 물에 완전히 녹인 다음 섭취하기 때문에 연령에 상관 없이 섭취할 수 있는 대단히 큰 장점이 있습니다. 체중을 기준으로 보았을 때, 체중이 30kg이 넘는다면 성인과 마찬가지로 하루 한 팩을 물 200-250ml에 완전히 녹여서 섭취하도록 하면 됩니다. 만약 체중이 15-30kg 사이라면 하루 반 팩을 물 100-120ml에 완전히 녹여서 섭취하도록 합니다. 체중 15kg 미만의 아동이라면 수유기의 아이들은 어머니가 섭취해서 아이에게 간접적으로 섭취할 수 있도록 하고, 이유식을 하는 아동의 경우에는 1/3 팩을 하루 분량으로 해서 조금씩 나누어 섭취하도록 합니다.

Q. 임신, 수유부가 이온칼맥을 섭취할 때 주의할 사항은?

A. 임신, 수유부라고 해서 특별히 주의해야 할 사항이 있지는 않습니다. 이 시기의 여성들이 이온칼맥을 꾸준히 섭취하게 되면 산모의 건강은 물로 태아와 출산 후 자녀의 건강에도 매우 도움이 되며 특히, 산후 후유증을 많이 감소시킬 수 있습니다. 일반적으로 식사를 제대로 하는 임신, 수유부라면 하루 한 팩을 물 250-500ml에 완전히 녹인 다음 하루 종일 조금씩 나누어 마시면 좋습니다. 이온칼맥의 섭취와 함께 반드시 잊지 말아야 할 것은 혈중 비타민D 농도를 검사해서 55-70 ng/mL 수준을 유지할 수 있도록 하는 것입니다.

칼슘박사 숀리의 20년 비법 공개
이것만 따라하면 골다공증 끝

지은이 Dr. Calcium SEAN LEE (칼슘박사 숀리)
발행일 2024년 2월 14일
펴낸이 양근모
펴낸곳 도서출판 청년정신
출판등록 1997년 12월 26일 제 10-1531호
주 소 경기도 파주시 경의로 1068, 602호
전 화 031) 957-1313   **팩스** 031) 624-6928
이메일 pricker@empas.com
ISBN 978-89-5861-239-1 (03510)